Prática da felicidade

CARO(A) LEITOR(A),

Queremos saber sua opinião sobre nossos livros.
Após a leitura, curta-nos no facebook.com/editoragentebr,
siga-nos no Twitter @EditoraGente,
no Instagram @editoragente
e visite-nos no site www.editoragente.com.br.
Cadastre-se e contribua com sugestões, críticas ou elogios.

Boa leitura!

Mary Elbe Queiroz

Prática da felicidade

DOMINE A ARTE DE SER FELIZ

Gente
AUTORIDADE

Diretora
Rosely Boschini

Gerente Editorial Pleno
Franciane Batagin Ribeiro

Editora Júnior
Natália Domene Alcaide

Assistente Editorial
Larissa Robbi Ribeiro

Coordenação Editorial
Amanda Oliveira

Produção Gráfica
Fábio Esteves

Preparação
Angélica Andrade

Capa
Thiago de Barros

Projeto Gráfico e Diagramação
Vivian Oliveira

Revisão
Giovanna Caleiro
Giulia Molina Frost

Impressão
Assahí Gráfica e Editora

Copyright © 2023 by Mary Elbe Queiroz
Todos os direitos desta edição
são reservados à Editora Gente.
Rua Natingui, 379 – Vila Madalena
São Paulo, SP – CEP 05443-000
Telefone: (11) 3670-2500
Site: www.editoragente.com.br
E-mail: gente@editoragente.com.br

Dados Internacionais de Catalogação na Publicação (CIP)
Angélica Ilacqua CRB-8/7057

Queiroz, Mary Elbe
    Prática da felicidade: domine a arte de ser feliz / Mary Elbe
Queiroz. – São Paulo: Gente Autoridade, 2023.
    256 p.

    ISBN 978-65-88523-61-2

    1. Desenvolvimento pessoal 2. Felicidade I. Título

23-0472   CDD 158.1

Índice para catálogo sistemático
1. Desenvolvimento pessoal

Nota da Publisher

Um propósito verdadeiro tem a força de mudar toda a nossa vida. É esse chamado interior que nos faz desbravar novos ambientes e aceitar desafios, percorrendo caminhos tão diferentes daqueles que trilhamos até aqui, tornando-se ponto de virada na vida, tanto profissional quanto pessoal.

Foi um desejo transformador que incentivou Mary Elbe Queiroz, após anos de uma carreira renomada como advogada tributarista, a decidir que era hora de atender ao chamado do coração e buscar, na Neurociência, respostas sobre um tema fundamental na vida de todos nós: a felicidade.

O resultado frutífero dessa busca está aqui, em *Prática da felicidade*. Mary nos apresenta uma análise profunda sobre o que significa ser feliz, a importância desse sentimento para a sociedade e como conseguimos construí-lo – de verdade! – no dia a dia com um pouco de método, disciplina e persistência.

Encontrei nas palavras de Mary a gentileza de alguém que quer compartilhar a felicidade com o mundo, e espero que, assim como eu, você também se sinta renovado(a) e pronto(a) para dias mais felizes. Boa leitura!

Rosely Boschini
CEO e publisher da Editora Gente

Às mulheres que passaram pela minha vida e às que continuam:
minha mãe, Elza, meu exemplo maior;
às minhas filhas, Carol e Marina, e à minha netinha, Bianca,
meus amores incondicionais que me trazem mais felicidade!

Agradecimentos

Estou vibrando felicidade!

A gratidão é uma das atitudes que mais contribui para o estado de felicidade! É importante saber agradecer e reconhecer o bem, os gestos, o carinho, as palavras e os ensinamentos de todas as pessoas que passaram e estão na minha vida, pois, até aqui, não andei sozinha, estive sempre acompanhada de seres maravilhosos e iluminados aos quais desejo prestar minha gratidão.

Gratidão eterna ao meu pai, grande exemplo de otimismo, alegria e felicidade. Ele se foi fisicamente, mas a saudade que sinto significa que amei e fui muito amada, e que ele contribuiu muito para forjar a minha felicidade duradoura.

Gratidão a Wandemberg Miranda Barbosa, meu marido, que me mostrou que há muitas possibilidades para viver novas vidas, me mostrou como é maravilhoso navegar por outros mares e que nunca é tarde para amar. Você me faz mais feliz.

Gratidão a todos e todas que estão junto a mim, que me ensinam e criam experiências e oportunidades para eu aprender, crescer, conhecer, viver e ser mais feliz: irmãs e irmão, tias e família, mestres, mentores, alunos(as), mentoradas, amigos e amigas, sócios, colaboradores, àqueles que contribuíram com as minhas investigações, todos têm um papel importante na minha felicidade.

Gratidão a todas as mulheres que tive a oportunidade de conhecer, conviver e aprender, inclusive, nos diversos países que já visitei. Vocês são uma das maiores fontes de inspiração e um dos grandes motivos para eu fazer este livro.

Gratidão a Luiza Trajano e Chieko Aoki que, por meio do Grupo Mulheres do Brasil, contribuíram para amenizar o meu olhar objetivo e frio do mundo tributário e passar a uma visão mais sensível e humana. Todas juntas seremos mais fortes.

Gratidão a Rosely Boschini, grande exemplo de generosidade e acolhimento, e à equipe da Editora Gente pela confiança e todo apoio para que este livro pudesse ser publicado.

Gratidão a você, querido(a) leitor(a), que está com este livro em suas mãos dando-me a oportunidade de apresentar possibilidades para que você também possa realizar o seu grande sonho: ser mais feliz! Desejo que você consiga. Saiba que este seu gesto, para mim, é uma fonte de felicidade. Por favor, me mande notícias sobre os seus resultados, eles são muito importantes para eu continuar a aprender e melhorar (www.maryelbe.com).

Depoimento

Cidade do Porto, Portugal, inverno de 2023

Querida Mary, adorei o teu texto.

Com 72 anos, e quarenta e cinco de ginecologia, atendendo muitas mulheres e casais, talvez eu possa contribuir com algum comentário.

Genética é importante, sim, mas a sociedade funciona como uma curva de Gauss, a maioria de nós, mortais comuns, precisa de boa alimentação, boas relações afetivas, educação e segurança para alcançar realizações.

As exceções de um lado, pessoas que não tiveram nada e conseguem alcançar realizações através da meritocracia, e na outra ponta, pessoas que nascem em berço esplêndido e não conseguem a evolução. Felicidade plena são momentos da vida, é muito difícil tudo caminhar em plenitude. Saúde tanto física quanto mental inclui capacidade de administrar problemas.

Você coloca em seu sumário que as mulheres são mais infelizes que os homens.

Talvez por uma imposição da natureza, os hormônios colocam a mulher com mais instabilidade (ciclos , menstruação, gravidez, pós-parto e menopausa). Observo também que não é o messiânico casamento, filhos, trabalho que isoladamente tragam felicidade.

O ser humano precisa da totalidade da sua ampla natureza. Solidão é buscar poder, estar só é poder buscar.

Somente quem tem foco e força consegue buscar.

Sim, uma parceria é importante, porém não tudo. A maioria da sociedade é infantiloide.

Maturidade é compreender e aceitar a insignificância de valores fúteis.

Isso pode doer.

Hoje para evitar a realidade uma grande maioria das jovens está se alcoolizando e se drogando, ou seja, se anestesiando para continuar no mundo da fantasia.

Hormônio sobe e desce, coração de mulher tem sempre 17 anos.

Adorei seu livro, você coloca muito bem reflexões para buscar a felicidade.

Parabéns e sucesso,
Malcolm Montgomery

SUMÁRIO

Prefácio. 15

Introdução. **É possível decidir ser feliz** 17

PARTE 1
Construindo a felicidade

Capítulo 1. **O que é felicidade?** 27

Capítulo 2. **Qual é a fonte da felicidade?** 43

Capítulo 3. **Criar e mudar hábitos:**
a multiplasticidade do cérebro 69

Capítulo 4. **Construindo a felicidade** 93

Capítulo 5. **O poder do FEDDA** 117

Capítulo 6. **DOSEs de Felicidade** 135

PARTE 2
Será que é possível treinar o cérebro para você ser mais feliz?

Capítulo 7. **Treinamento da felicidade** 159

Capítulo 8. **Aumentar a autoestima e a autoconfiança** 165

Capítulo 9. **Fazer as pazes com o passado, ser feliz hoje e preparar a felicidade para o futuro** 181

Capítulo 10. **Criar e viver emoções positivas** 193

Capítulo 11. **Criar e manter atitudes que liberem DOSEs de Felicidade** 211

Capítulo 12. **Cultivar relacionamentos verdadeiros** 225

Capítulo 13. **Escolher o seu propósito de vida** ... 229

Capítulo 14. **Dar felicidade** 233

Palavras finais da autora 237

Notas 241

Resultado dos testes 253

Prefácio

É possível que você esteja se perguntando neste exato momento se é feliz. Será que tudo o que aconteceu no seu dia hoje fez com que você ficasse feliz? Ou será que existiram questões que deixaram você para baixo, questionando se você realmente está no caminho certo para ter uma vida com mais felicidade diariamente?

A busca pela felicidade e os debates em relação ao tema datam anos e anos atrás. E mesmo assim, acredite, as pessoas estão cada vez mais paralisadas, deprimidas e não conseguem manter a felicidade como um hábito frequente em suas vidas.

Existe urgência neste tema. Existe o ato de buscar ser feliz hoje, agora, neste exato minuto. E para todas essas questões, a Mary Elbe irá ajudar você aqui nesta obra. Nascida em Ipubi, cidadezinha do sertão pernambucano, hoje ela é palestrante internacional e autoridade quando o assunto é felicidade. Realizou diversas pesquisas sobre o tema, palestrou em inúmeros lugares e chegou a uma só conclusão: a felicidade pode ser construída diariamente quando você tem as ferramentas corretas e muda alguns hábitos em sua vida.

É claro que não existe receita de bolo, eu e você sabemos disso, mas existe um hábito generalizado de sempre buscar o sucesso e bem-estar a tudo que está externo a nós, enquanto a verdadeira felicidade começa quando olhamos para dentro, com responsabilidade e autoconhecimento. Vale ressaltar também que felicidade é diferente de alegria, e Mary irá ajudar você a entender essa e outras diferenças que são importantes para que você trilhe o caminho que leva à prosperidade, ao sucesso e à realização pessoal e profissional.

Em um de meus livros, *O sucesso é ser feliz*, eu falo sobre todos aqueles que buscam esse estado de felicidade a partir do sucesso social, afetivo e financeiro; quando, na realidade, precisamos olhar para nós mesmos, para nossas crenças e para tudo que construímos ao longo dos anos para que possamos alcançar esse estado de êxtase tão sonhado por todos.

Em determinado momento, trago para o leitor a seguinte reflexão: "Se você passou a vida fugindo do perigo, comece a perceber que a maioria das ameaças é fruto de sua imaginação. Pare de fugir e comece a agir".

Esta é exatamente a reflexão que gostaria de deixar para você, caro leitor. Você tem agora uma ferramenta poderosa em suas mãos e você pode dar o primeiro passo em direção a uma existência mais leve, mais feliz e com mais realização: você precisa apenas virar a próxima página.

Sem desculpas, sem procrastinação, sem vitimismo. A hora é agora e você é o protagonista da sua história. Vamos traçar essa jornada juntos na qual a Mary Elbe é a grande maestra e a pessoa que guiará você à realização daquilo que sempre sonhou.

O sucesso é ser feliz! E você pode construir essa felicidade a partir de agora.

Grande abraço,

Roberto Shinyashiki

Introdução

É possível decidir ser feliz

Se este fosse seu último momento
e você tivesse a oportunidade de assistir ao filme
da sua vida, o que acharia? Que foi uma vida feliz,
alegre e cheia de conquistas? Ou uma vida triste,
estressada, angustiada, paralisada e infeliz?
Que tipo de filme você gostaria de assistir?

É possível ser feliz de maneira permanente? Ou será que a felicidade é um prazer temporário, uma alegria passageira? É possível que se trate apenas de uma característica genética? Ou, quem sabe, talvez, uma questão de sorte, destino ou carma?

Pode parecer um tema atual, mas os debates sobre a felicidade remontam à Antiguidade, em textos de filósofos como Aristóteles, Sócrates e Platão, e refletem-se na modernidade por meio de dezenas de gurus, revistas, blogs, lives e livros de autoajuda – muitas vezes sem qualquer base científica e apresentando resultados duvidosos.

A felicidade sempre foi um tema pelo qual me interessei e, quando passei a investigar o assunto sob um ponto de vista científico, descobri que há muitas pesquisas e estudos sérios, cujo propósito se baseia na construção da Ciência da Felicidade. Em breve, vou explicar mais sobre isso.

Mas antes precisamos responder à pergunta: por que é tão importante ser feliz?

Além de se tratar de uma questão de saúde mental, as pessoas felizes gozam de muitos benefícios: têm uma vida mais gratificante, produtiva e com mais prosperidade e sucesso. A felicidade as torna mais otimistas e esperançosas, mais altruístas e resilientes e, a partir disso, obtêm mais resultados concretos em todas as áreas da vida.

A felicidade também proporciona maior chance de bons relacionamentos amorosos, de convivências mais duradouras, satisfatórias e com menores chances de separação ou de divórcio, e possibilita até melhores amizades (afinal, quem não gosta de estar perto de pessoas felizes?). As pessoas felizes dão e recebem maior apoio social e, consequentemente, têm mais interações e melhores desempenhos na comunidade. Possuem mais facilidade em obter resultados, maiores criatividade e produtividade, melhor qualidade de trabalho e maiores chances de ganhar melhor renda.

As pessoas felizes são mais abertas a novas perspectivas e tendem a se sair melhor na busca por novas possibilidades e oportunidades, têm mais autoestima, autoconfiança, autocontrole e melhores reações a adversidades e eventos imprevisíveis; são mais colaborativas, caridosas e empáticas, enxergam melhor, têm mais saúde e até uma expectativa de vida mais longa.

Ao longo da minha trajetória, sempre me senti uma pessoa positiva e motivada a cumprir meus objetivos. Seguia traçando novas metas, obstinada a conquistar meus sonhos e, até então, nunca tinha parado para refletir sobre a maneira positiva como eu encarava os desafios. Apenas vivia. Depois de uma longa carreira de sucesso como advogada tributarista, aos poucos, comecei a perceber que muitas pessoas ao meu redor, principalmente mulheres, não estavam tão satisfeitas com a própria vida quanto eu, sentiam-se desanimadas e incapazes de conquistar o que desejavam. Esse comportamento me intrigava. O que havia de diferente entre nós?

Nasci em Ipubi, uma cidade pequenina no interior de Pernambuco e, aos 4 anos, minha família e eu nos mudamos para Petrolina. Tive o exemplo da minha mãe, uma mulher forte que nasceu no interior do estado do Piauí e, como ela mesma dizia, com uma visão além de seu tempo e lugar. Desde cedo, ela me incentivou ser a melhor aluna que eu pudesse, então me dediquei muito aos estudos. Para mim, ser infeliz nunca foi uma opção. Fiz faculdade de Direito na Universidade Federal de Pernambuco (UFPE) não por vocação, mas por não me identificar com outras áreas do conhecimento. Contudo, quando comecei a estudar, desenvolvi uma conexão profunda com esse ramo do conhecimento, obtendo ótimas notas e tendo sido laureada de turma.

Sentia-me realizada com minha trajetória até então. No entanto, como todos sabemos, a vida não é feita apenas de bons momentos e, para minha surpresa, depois de dezessete anos de casada e com duas filhas, sofri o golpe de uma traição que me abalou profundamente.

Meu coração ardia, e eu não sentia vontade de me levantar da cama. Chorei sem parar por cinco dias e cinco noites, até que me olhei no espelho e pensei: *O que estou fazendo?* De algum jeito, consegui tirar de dentro de mim a coragem e a força que sempre me guiaram, "levantei-me, sacudi a poeira e dei a volta por cima". Escrevi meu segundo livro de direito tributário e segui em frente. Fiz mestrado na UFPE, doutorado na PUC-SP e, por fim, o pós-doutorado em Direito Tributário em Lisboa, Portugal. Hoje sou uma das poucas mulheres com este título no Brasil. Escrevi livros e artigos na área jurídica e sou palestrante em grandes congressos tributários por todo o Brasil, além de países como Itália, Espanha, Portugal, Argentina e Peru.

No entanto, aquela inquietação sobre a felicidade permanecia latente em mim. Como eu conseguia ser feliz e conquistar todos meus sonhos, apesar de todos os desafios que enfrentei? Por que a maioria das pessoas não conseguia fazer o mesmo? Afinal, nenhuma dessas minhas conquistas veio sem desafios. Nesse momento, tomei uma decisão. Mais do que acalmar a inquietação, eu precisava contribuir de algum modo para que mais pessoas pudessem alcançar a força e o estado de espírito necessários para correrem atrás dos próprios objetivos e, por fim, serem mais felizes.

Para realizar esse propósito, fiz uma pós-graduação em Neurociência e, no momento da escrita deste livro, estou cursando outra pós-graduação, em Psicologia Positiva. Foi a partir dos estudos da Ciência da Felicidade que encontrei as respostas que tanto buscava. Enquanto uns desabam frente a acontecimentos adversos e situações difíceis, outros fazem jus ao ditado "Enquanto uns choram, outros vendem lenços". São essas as pessoas que, assim como eu, encontram soluções com maior facilidade, enxergam oportunidades, sofrem menos com as adversidades e, apesar de tristezas passageiras, continuam a ser felizes e assumem o controle do barco da vida em direção ao alto-mar.

Você pode estar se perguntando: *Não é óbvio que todo mundo quer ser feliz?*. Claro, mas precisamos estar atentos, porque as estatísticas sobre a saúde mental mundial não são nada animadoras. Uma pesquisa realizada pela Ipsos[1] para o World Mental Health Day de 2021 entrevistou pessoas em trinta países e revelou que medidas precisam ser estudadas e adotadas, com urgência, em relação aos índices de felicidade do ser humano.

Para conhecer melhor o cenário no Brasil, no ano de 2022, encomendei uma pesquisa ao Instituto Qualibest[2] e fiquei surpresa ao saber que apenas 29% dos brasileiros se consideravam felizes – apesar da fama de povo alegre e de aqui ser o país do futebol, do samba, do frevo e do carnaval –, enquanto 19% (quase 40 milhões de pessoas) se consideravam infelizes e 52% informaram estar mais ou menos felizes.

A pesquisa indica que entre as mulheres há um maior índice de infelicidade (57%). Em geral, a infelicidade decorre mais de aspectos externos, como relação com o corpo, instabilidade financeira, vida amorosa, família, conversas negativas em aplicativos de mensagens, notícias ruins na TV e na internet, responsabilização de terceiros pelos próprios problemas e a situação econômica e política do país.

No Brasil, também, chama a atenção a alta incidência de transtornos de saúde mental e do sentimento de vazio. Dados da Organização Mundial da Saúde (OMS)[3] mostram que somos o país mais ansioso do mundo e o mais deprimido da América Latina. No ano de 2021, no Relatório Mundial da Organização das Nações Unidas (ONU), o Brasil ficou em 41º lugar entre os 153 países pesquisados.[4]

Antes da pandemia de covid-19 já precisávamos de um olhar mais atento ao tema, mas agora, após todo o caos, a situação da saúde mental se agravou. As pessoas têm se sentido cada vez mais vazias, insatisfeitas, angustiadas, paralisadas, tristes e deprimidas.

Se você se identifica com esses sentimentos, sente-se fracassado por não conquistar o que deseja, passou por algum luto ou perda (morte, divórcio, desemprego), ou se chegou a este livro porque está aspirando mais felicidade no seu dia a dia, quero dizer que, apesar dos terremotos da vida e dos dados alarmantes, é possível, sim, ser (mais) feliz.

Depois de anos de estudo, mentorias, vivências e experiências, encontrei as respostas que buscava e identifiquei o que as pessoas felizes têm de diferente. Essa descoberta foi a virada de chave da minha vida profissional e pessoal, uma vez que encontrei meu propósito e um modo de contribuir para a felicidade das outras pessoas.

Desenvolvi o **Treinamento da Felicidade** e decidi escrever este livro para compartilhar quais são as fontes da felicidade e qual é o caminho para alcançá-las. Vou apresentar de maneira simples os estudos mais recentes que apontam evidências de que a felicidade é composta de, mais ou menos, 50% de genética, 10% de circunstâncias da vida e 40% de atitudes.

Se não se considera geneticamente privilegiado ou privilegiada quando o assunto é felicidade ou se suas circunstâncias de vida não são favoráveis, calma! Não há motivo para desespero. Existe a possibilidade de você trabalhar os outros 50% e, quem sabe, até alterar a parte da genética ao mudar a fisiologia do cérebro. Acredite: a felicidade é uma escolha e, assim como eu decidi parar de chorar e seguir em frente, você também pode dar a volta por cima.

A felicidade é um hábito que precisa de treino diário e, aqui, ensino como exercitar essa prática com o método FEDDA (Foco, Esforço, Determinação, Disciplina e Ação). Serão apresentados exercícios que você poderá praticar, no momento que desejar, tudo com muita leveza e de maneira divertida.

Durante o **Treinamento da Felicidade**, você será convidado a fazer algumas reflexões sobre a vida e alguns testes com base na psicologia positiva para que, assim, possa medir por conta própria seu nível de felicidade. Depois de colocar em prática as atitudes sugeridas e o que aprendeu aqui, tenho certeza de que os resultados serão evidentes.

A construção da felicidade é uma jornada para toda a vida e minha intenção é ajudar você a perceber que não se trata apenas de uma meta ou de um objetivo, trata-se de um processo, e é possível senti-la desde o princípio.

Você pode não controlar os eventos externos, mas pode alterar seu olhar em relação ao que acontece e estar no controle de como reage aos acontecimentos. Ao se voltar para dentro e mudar suas atitudes e seus hábitos, encontrará a coragem para fazer diferente todos os dias. Hoje, já se sabe que os efeitos da genética podem ser reduzidos quando escolhemos adotar atitudes e ações positivas.

Mudar velhos hábitos, inclusive comuns no meio em que você vive, é um grande desafio, mas não é impossível. Aqui, você vai descobrir o que são as **DOSEs de Felicidade** e como tomá-las todos os dias. Sem dúvidas, elas provocarão alterações físico-orgânicas imediatas no seu organismo que farão você reagir de modo diferente e se sentir feliz.

Pense na sua vida como um barco enfrentando o mar. Às vezes há ondas altas, e outras vezes ondas baixas, tempestades e calmarias. Seja o comandante do barco da sua vida, assuma o controle dos seus pensamentos e do seu cérebro. Não deixe seu barco ficar à deriva, traga-o para o curso correto para alcançar o destino escolhido por você e abrir novos rumos para que você seja mais feliz.

Mergulhe na leitura deste livro e continue lendo até o fim. Pratique e treine as atitudes sugeridas, risque e rabisque comentários – esse método irá ajudar a gravar na memória o conteúdo. Faça dele seu livro de cabeceira e o consulte sempre, pois ler e saber não é o suficiente para gerar mudanças reais. É preciso REPETIR e TREINAR.

Você poderá assumir o controle da sua vida e se libertar da prisão da infelicidade, do fracasso e dos pensamentos pessimistas. Apenas assim, conseguirá uma mudança real, duradoura.

Confie! Abra a mente para novas ideias. A vida é um mundo de possibilidades que você pode nem ter imaginado. E o melhor: a ciência comprova e até consegue medir esses resultados.

LEMBRE-SE:

Não são as pessoas de sucesso que são mais felizes, são as pessoas felizes que têm mais sucesso, prosperidade e conquistam tudo o que desejam.

Vamos juntos construir essa vida feliz! Espero você na próxima página.

Mary Elbe Queiroz

PARTE 1

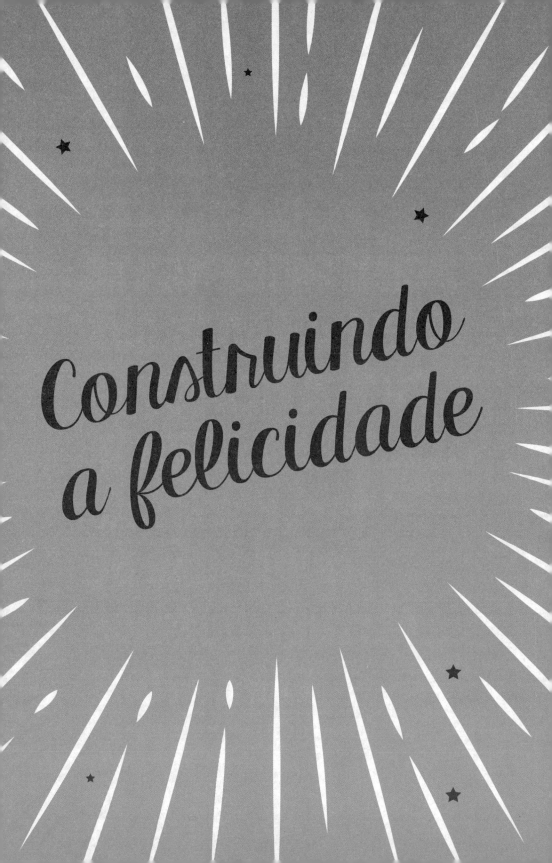

EXISTEM FERRAMENTAS CIENTIFICAMENTE COMPROVADAS QUE PODEM MELHORAR A VIDA E TORNAR MAIS FÁCEIS AS MUDANÇAS DE ATITUDE QUE NOS FARÃO MAIS FELIZES.

Capítulo 1

O que é felicidade?

Ninguém veio ao mundo para viver
em eterno sofrimento. Viver não pode ser
um castigo para alguns e o paraíso para outros.

A felicidade existe?

Quando falo sobre felicidade, seja em um bate-papo informal ou em palestras, pergunto qual seria sua definição e costumo receber as mais variadas respostas, que envolvem desde estados de espírito até sucesso, conquistas e bens materiais. Para grande parte dos brasileiros, de acordo com a pesquisa[5] que realizei, a primeira palavra que vem à mente quando se fala em felicidade é "família", e logo depois "religiosidade".

A verdade é que podemos até não saber definir com precisão o que é felicidade, mas, com certeza, todos sabem o que é a infelicidade. Para contribuir nessa discussão, muitos estudiosos preferem utilizar o termo "bem-estar subjetivo", haja vista as interpretações subjetivas que a palavra "felicidade" suscita.

Com isso em mente, o que são, então, os sentimentos e as emoções negativas que surgem quando estamos infelizes? Nosso cérebro, desde os tempos ancestrais, foi formado para a sobrevivência e defesa da espécie. É por isso que, como você já deve ter observado, diante de fatos normais da vida, nossa primeira tendência é a de acreditarmos que algo ruim está para (ou vai) acontecer. Quer um exemplo? Se o telefone toca no meio da noite e algum dos seus familiares não está em casa, qual é o primeiro pensamento que vem à mente?

Todas as emoções negativas – cuja maioria não pode ser evitada – são naturais. No entanto, ao se considerar os índices alarmantes de infelicidade[6] que presenciamos, é urgente que o tema "felicidade" esteja em destaque. Mais do que isso, é importante compreender que existem ferramentas cientificamente comprovadas que podem melhorar a vida e tornar mais fáceis as mudanças de atitude que nos farão mais felizes.

Não sou a única a afirmar que a felicidade é um tema urgente. Hoje se reconhece a necessidade de que haja mais felicidade no mundo: foi o que levou a ONU a realizar a pesquisa World Happiness Report, uma medição da felicidade mundial, publicada pela SDSN,[7] que considera a felicidade um objetivo mundial, fixando o dia 20 de março como o Dia Internacional da Felicidade.

Para se ter uma ideia, os níveis de infelicidade são tão grandes que, no Reino Unido, por exemplo, foi criado o Ministério da Solidão com a intenção de se combater esse mal. O relatório "Combate à solidão: Uma conversa de cada vez", elaborado pela Comissão Jo Cox,[8] revelou que cerca de 9 milhões de pessoas afirmam se sentirem sozinhas. Um sentimento, tenho certeza, com que todos estão familiarizados.

Por outro lado, nem todas as notícias são desanimadoras, e o Butão, por exemplo, é conhecido como o país mais feliz do mundo, tendo criado, inclusive, o índice de Felicidade Interna Bruta (FIB). Vale ressaltar que os indicadores dessas estatísticas são baseados em circunstâncias e aspectos externos, como a qualidade de vida, a confiabilidade no governo e o acesso a políticas públicas e sociais, contudo, embora muito importantes, esses indicadores não são suficientes se também não forem desenvolvidos os aspectos internos.

No preâmbulo da Constituição do Brasil, vemos o "bem-estar" como um dos direitos fundamentais garantidos pelo Estado Democrático brasileiro. Todavia, é fácil constatar que, na prática, não existem políticas públicas direcionadas ao desenvolvimento do bem-estar da população. O foco, em geral, recai no atendimento das necessidades básicas de alimentação e saúde do povo.[9]

Assim, como já mencionado, na pesquisa que realizei sobre a felicidade do brasileiro, o resultado não surpreendeu. De fato, há um grande número de pessoas infelizes no país. Para ser precisa: 19% das pessoas se declaram infelizes, enquanto 52% se declaram parcialmente felizes, e apenas 29% dos entrevistados declaram-se felizes. No entanto, estes últimos dizem ainda sofrer influências dos altos e baixos normais da vida e não consideram que exista uma felicidade permanente.

Saiba que, se você ainda não se sente (ou tem uma vida) feliz, alegre e de conquistas como gostaria, é possível mudar tudo para alcançar a felicidade que todos desejam. Sua decisão exigirá certo esforço, afinal, quando você vê um atleta de tênis, natação ou futebol no pódio, como acha que ele chegou lá? Com muito FEDDA – Foco, Esforço, Determinação, Disciplina e Ação, mas vamos falar mais sobre isso nos próximos capítulos.

É desafiador propôr uma "construção" da felicidade para pessoas em condições de extrema pobreza e necessidade, pessoas que sofreram abusos (psicológicos ou físicos, por exemplo), violência, desemprego ou, até mesmo, a perda de alguém querido. Casos de depressão profunda, traumas e outras questões mais sérias de saúde mental vão requerer um apoio social ou acompanhamento psicológico especializado. Já adianto aqui: não sou psicóloga nem terapeuta.

Embora muitas pessoas estejam convencidas de que o caminho para ser feliz é "perseguir", "buscar" ou "procurar" a felicidade em pessoas, objetos e situações externas, está comprovado que a felicidade não está no dinheiro, no tamanho da casa, no sucesso, na fama ou na quantidade de seguidores nas redes sociais. Se fosse verdade, toda pessoa rica, artista ou celebridade seria feliz, mas sabemos que não é assim. Na realidade, muitos exemplos provam o contrário: a princesa Diana, Whitney Houston, Michael Jackson...

Neste livro, quero aprensentar várias atitudes, fundamentadas na Neurociência e na Psicologia Positiva, que poderão ser postas em prática diariamente para que você tenha uma vida mais feliz.

Mas o que é a felicidade, afinal?

A felicidade está dentro de você

A pergunta anterior se repete desde a Antiguidade, passando pelos filósofos gregos Aristóteles, Platão, Sócrates, pelo austríaco Sigmund Freud, pai da psicanálise, por Dalai Lama e hoje, com grande profusão, por escritores e pensadores. Todos sempre procuraram encontrar a resposta para definir a felicidade, uma vez que é um desejo universal da humanidade em todos os tempos.

É óbvio que todos querem ter bens, uma boa casa, um carro, um bom emprego, dinheiro, sucesso, uma carreira de sucesso, prestígio, bons relacionamentos, casamentos, filhos e estabelecer metas, fazer planos... tudo isso com o único desejo final de que sejam pessoas mais felizes. No entanto, nada disso representa a felicidade.

Apesar de serem pontos relevantes, a alegria e o prazer que causam são momentâneos e representam apenas uma pequena parcela do que pode contribuir para aumentar a felicidade. Além disso, é importante atentar-se ao condicionamento social do que é felicidade, que pode criar a ilusão de que sua felicidade é externa, e não interna.

PODEMOS ATÉ NÃO SABER DEFINIR COM PRECISÃO O QUE É FELICIDADE, MAS, COM CERTEZA, TODOS SABEM O QUE É A INFELICIDADE.

Então a felicidade é uma simples emoção, um prazer, uma alegria que vem e logo passa? Há um padrão ou uma definição universal da felicidade?

Começar a se fazer essas perguntas e procurar a resposta é o começo do navegar rumo à felicidade, pois, além de um sentimento, a felicidade é um estado de espírito que pode ser criado e construído dentro de você. Trata-se de uma tarefa individual, e a intenção deste livro é ajudar no processo.

Os avanços dos estudos e das pesquisas científicas passaram a identificar que a felicidade tem mais relação com o interior do indivíduo, com a realização pessoal, emoções positivas, propósito de vida e satisfação pessoal, do que com aspectos materiais e a aquisição de bens, sucesso e fama, que são simples aspectos exteriores.

Matthieu Ricard, monge budista, foi considerado o homem mais feliz do mundo, depois que seu cérebro foi alvo de estudos feitos por cientistas da Universidade de Wisconsin, nos Estados Unidos.[10] Eles descobriram que Ricard produz um nível de ondas cerebrais de gama sem precedentes na literatura científica. Essas ondas estão ligadas à capacidade de atenção, consciência, aprendizado e memória, manifestando, ainda, grande atividade no seu córtex pré-frontal esquerdo, bem acima do direito, o que reduz a tendência à negatividade.

Matthieu Ricard diz que a "felicidade não é a busca infinita por uma série de experiências prazerosas. Isso é uma receita para a exaustão". Para ele, a felicidade está em definir o que ela implica de um ponto de vista individual. Também tem a ver com ser paciente, saber como treinar a mente, praticar com frequência, ser perseverante e não deixar que o processo fique chato e que o tédio o desanime.

A partir de exames de ressonância magnética (IRM), imagens de ressonância funcional (fIRM) e eletroencefalogramas (EEG), já é possível observar em laboratórios as diferenças nas ondas cerebrais e, até mesmo, identificar quais zonas do cérebro são ativadas nas pessoas consideradas mais felizes ou mais infelizes. Assim, é possível afirmar que há testes para comprovar o nível de felicidade de cada um.

Para Roberto Shinyashiki, a felicidade é um estilo de vida: "Não é o que você tem, mas o que faz com o que tem".[1] Segundo o psiquiatra brasileiro, você deve desenvolver hábitos que gerem mais alegria, pois a "felicidade é feita de pequenas pérolas que você cultiva a cada dia".

Cada um tem a própria medida e o próprio ponto de felicidade pessoal.

A felicidade está em um único lugar: dentro de você

A escolha entre ter uma vida feliz ou mais ou menos é sua. As consequências do que lhe acontece são resultado das suas escolhas e do que você entende que é importante para você. As boas escolhas lhe farão bem e lhe deixarão mais feliz. Daí porque, você terá de ter muito cuidado com elas, pois, más escolhas irão levar (ou manter) você, do jeito que está e poderão deixar você infeliz.

É possível que você até tenha experimentado felicidade em algum momento e ache que a perdeu. Talvez os reveses e machucados da vida tenham feito seu coração endurecer e tornado você cego para a possibilidade de ser mais feliz. Quem sabe, talvez, pense que precisa ganhar na loteria, encontrar um grande amor, um bom emprego com alto salário ou que um raio de felicidade caia do céu. O que quero que você compreenda é que não é preciso contar com a sorte. Não entregue sua vida na mão do incerto e deixe seu barco seguir sem controle.

Para mim, felicidade é um estado de espírito duradouro, apesar das adversidades normais do curso da vida. É uma forma de ver a vida de modo mais positivo, que nos faz ter a força e a resiliência necessárias para superar e mudar o rumo do barco, além de enxergar oportunidades e possibilidades e degustar as experiências da vida.

Felicidade não é uma questão de sorte. Saiba que é sempre possível ter felicidade. Depende de você.

Quais são os atributos das pessoas felizes?

Há muitos estudos e experiências em curso no mundo inteiro para provar que é possível ser feliz sem contar com a sorte, com o destino, com o dinheiro, com o sucesso ou com a fama. Alcançar essa vida mais feliz vai requerer, porém, que você invista em si mesmo.

A pesquisadora russa Sonja Lyubomirsky, professora da Universidade da Califórnia e uma das maiores pesquisadoras sobre felicidade da atualidade, aponta que o nível de felicidade decorre 50% da genética, enquanto as circunstâncias como a cultura, a etnia, o meio social, a família, o relacionamento e a profissão são responsáveis por apenas 10% da nossa felicidade. Já nossas atitudes são responsáveis por 40% do total.[12]

Entretanto, a genética não é o destino. Os genes podem afetar a felicidade de modo indireto ao influenciarem as experiências que são vividas, mas também podem ser alterados quando se decide mudar a forma de enxergar a vida e buscar outras experiências.

Embora haja críticas à proposta por Lyubomirsky, pode-se considerar que é um bom ponto de partida para se entender os fatores que influenciam o nível de felicidade. Para Richard Davidson, o nível de felicidade seria composto por 30% de genética. Segundo ele, esses genes poderiam ser alterados, pois a felicidade é uma habilidade que pode ser praticada.[13]

Assim, a equação da felicidade seria:

$$F = G + C + AV$$

(Felicidade = Genes + Circunstâncias externas + Atividades Voluntárias)

Não estou sugerindo que você não deseje ter e usufruir de bens materiais, sucesso profissional ou pessoal, mas, sim, que não deposite sua felicidade única e exclusivamente em bens, pessoas e relacionamentos. Nada disso está sob seu controle e o resultado poderá trazer mais frustração. Depositar todas as fichas em um jogo do qual você não tem controle é contar com a sorte, e já sabemos que felicidade não tem nada a ver com sorte.

É claro que a miséria, a total falta de itens básicos para a sobrevivência e a falta de atendimento a necessidades básicas deixam marcas que podem limitar a felicidade, mas, ainda assim, ser feliz não é um cenário impossível. Um grande exemplo é um amigo, que me contou pessoalmente a sua história: o professor Edvaldo Brito, baiano, preto e filho de uma lavadeira com um pedreiro, que nem luz elétrica tinham em casa. Estudou com luz de candeeiro, educou-se, fez mestrado e doutorado na USP, é professor emérito da Universidade Federal da Bahia (UFBA) e da Universidade Presbiteriana Mackenzie, já foi prefeito de Salvador e Secretário de Estado na Bahia. Hoje, é vereador, tem 83 anos, vive com um sorriso largo nos lábios e exala otimismo, está sempre pronto para novos desafios.

Não é a origem, a etnia, o gênero ou a condição social que definem uma pessoa nem se será ela mais ou menos feliz. Caso contrário, por que haveria pessoas que, mesmo em condições tão adversas, conseguem realizar seus sonhos? A resposta é que existe um nível de felicidade dentro delas, uma combustão que move o motor do barco da sua vida. Além da força interior, essas pessoas têm uma grande energia, são alegres, otimistas, motivadas, desenvolvem trabalhos para ajudar outros e transpiram felicidade. Com certeza, esses são os atributos de alguém que tem felicidade.

Nas investigações de Sonja Lyubomirsky, a pesquisadora utiliza o teste de Escala da Felicidade Subjetiva,[14] em que cada pessoa analisa o próprio nível de felicidade. Sugiro que realize esse exercício (encontrado no final deste capítulo) para medir seu nível de felicidade. O primeiro passo da sua prática é reconhecer seu grau atual de felicidade.

Na visão de Sonja, as principais características das pessoas felizes são que elas: "interpretam os eventos da vida e as situações diárias de maneiras que parecem manter sua felicidade, enquanto os indivíduos infelizes interpretam as experiências de maneiras que parecem reforçar a infelicidade".

As pessoas felizes estão sempre alegres, otimistas, têm senso de humor, sabem rir das situações, mesmo quando desfavoráveis a elas e conseguem, rapidamente, encontrar alternativas e soluções diante dos desafios. Além disso, enxergam possibilidades onde outros veem apenas barreiras e obstáculos, vivenciam as experiências ao máximo e cultivam uma sensação de que a vida é boa, significativa e valiosa.

Na pesquisa que encomendei, foi possível confirmar que todos sabem identificar os atributos que uma pessoa feliz deve ter. Em geral, as pessoas felizes se identificam com essas características e as têm, já as pessoas que se declaram infelizes sabem quais são os atributos das pessoas felizes, porém reconhecem que não os têm.

EXERCÍCIO

Pense em alguém que você imagina ser feliz.
Quais são as características e atitudes que enxerga nessas pessoas?
Será que você se identifica com elas?

Convivi com um grande exemplo de otimismo e felicidade: meu pai. Ele sempre foi um homem alegre e otimista. Levava uma vida religiosa: todos os dias, depois de nadar um pouco, lia a Bíblia às cinco horas da manhã. Aos 74 anos, porém, foi acometido de leucemia mieloide aguda e, mesmo submetido a um tratamento doloroso por um ano e meio, nunca reclamava nem se lamentava, apenas continuava a agradecer a Deus, mantinha o bom humor e o modo positivo de encarar a vida. Oito dias antes de falecer, ele me chamou para explicar como gostaria que fosse seu funeral e expressar como era grato por ter tido quatro filhos maravilhosos. As lembranças dos seus sorrisos e otimismo sempre me acalentam.

Acredito que felicidade é um pouco como fazer um bolo: será necesário misturar vários ingredientes, e a falta de um ou o excesso de outro fará com que o resultado dê errado. É preciso primeiro se amar, ter autoestima, se respeitar e, depois, encontrar equilíbrio entre si, a família, o companheiro ou companheira, a parentalidade e os filhos, a profissão, a carreira, o sucesso profissional e os ganhos financeiros. No caso das mulheres, em especial, há uma maior cobrança, a começar delas mesmas.

A busca pela perfeição e pelo controle pode gerar angústia, pesar, ansiedade e roubar a felicidade. Saber atribuir o valor correto ao que é prioridade, ao que é importante e à prática de atitudes positivas poderá levar você a uma felicidade duradoura.

A felicidade é permanente e duradoura?

Sim. É importante saber distinguir alegria e prazer – que são emoções muito boas, porém, sensações passageiras – da felicidade – que é um estado de espírito duradouro e permanente. É claro que as pessoas felizes também ficam tristes, choram, se irritam, sentem raiva, tem reveses e passam por momentos de turbulência. A grande diferença é que elas veem, enfrentam e passam por esses momentos com mais facilidade e também encontram soluções mais céleres.

As teorias de Martin Seligman, Sonja Lyubomirsky, Tal Ben--Shahar, Shawn Achor, Viktor Frankl, Nathaniel Branden e muitos outros afirmam que não se pode ficar remoendo o "lado ruim" dos acontecimentos. Todos defendem que é preciso aprender a focar nas virtudes, na força de caráter e nas qualidades pessoais, insistindo em pensamentos positivos sobre o que acontece de bom a cada dia, em vez de se lamentar sem parar ou enxergar apenas os seus defeitos, os erros e as culpas.

Analisemos juntos dois cenários: duas pessoas acabaram de se divorciar ou perder o emprego. Uma se lamenta e culpa o cônjuge ou o chefe por ser o causador da infelicidade, e a outra, de imediato, começa a se cuidar, começa uma reeducação alimentar, corta o cabelo ou faz novos planos e tenta abrir outros caminhos. Qual delas você acha que vai se recuperar mais rápido da situação infeliz? Depois de algum tempo, qual acha que já estará vivendo uma vida com mais felicidade?

Pode parecer que essas atitudes pertecem a alguém "cabeça-oca", que pensam apenas em futilidades, mas não são! Quando se está diante de adversidades e não se tem de pronto um canhão para atacar, é preciso começar a combater aos poucos, a partir de atitudes pequenas para se fortalecer e virar um tanque de guerra poderoso e ter felicidade mais duradoura.

Como ensina Roberto Shinyashiki, a "felicidade não é o que você tem, mas o que faz com o que tem. Por esse motivo, há pessoas que, apesar de ter bens materiais, de ser bem relacionadas, com filhos saudáveis, ainda assim se sentem angustiadas e deprimidas. Mas a felicidade permanente existe. Ela vem quando aprendemos o significado dos acontecimentos da vida".[15]

Como apontei, quase sempre se confunde alegria e prazer com felicidade. A ideia de que um carro novo, uma casa maior, um novo amor trarão felicidade é equivocada porque sempre se esvai. Dali a pouco, novamente, vai se estar querendo um outro carro ou uma outra casa, melhor ou maior.

Muitas vezes, as pessoas estão erradas e se enganam sobre o que as tornará mais felizes – isso se dá porque não se conhecem. Daí a importância do autoconhecimento.

Para não se enganar e partir para a construção da felicidade, é importante começar pelas perguntas fundamentais da filosofia:

- Quem eu sou?
- O que quero?
- Onde quero chegar e para quê?

Para ser feliz e conquistar seus desejos você deverá se conhecer e saber quem é, quais são seus limites, medos, valores, virtudes, qualidades, habilidades, forças, talentos, competências, gostos pessoais e poder.

Será que você é quem pensa que é?
Quem os outros veem quando olham para você?

Os pesquisadores Joseph Luft e Harry Ingham criaram a Janela de Johari[16] como uma ferramenta prática para analisar o modo como uma pessoa se vê e se relaciona com as outras no seu grupo de trabalho ou em outras ambiências. Existem quatro tipos de visões sobre si mesmo: como você se vê e os outros não sabem (área íntima); como nos revelamos aos outros (área pública); como as pessoas nos veem (área social); e como somos de verdade (área desconhecida tanto para os outros quanto para si mesmo(a)).

Para ser feliz, comece fazendo as perguntas certas a si mesmo(a). Você vai encontrar todas as respostas no seu interior, basta ter a coragem de trazê-las ao consciente. Às vezes, pode ser dolorido, mas vale a pena. Há algumas ferramentas que poderão ajudar.

Responda às seguintes perguntas:

- Você sabe quem você é?
- Você sabe o que o(a) faz feliz?
- Qual é seu nível de felicidade atual?

- Já parou para observar as pessoas que conhece ou tem por perto que parecem felizes?
- O que elas têm que você não vê em si mesmo?

O que lhe faz feliz? Apenas você vai saber. Tenha certeza de que, quando sentir a felicidade, você a reconhecerá de imediato como um estado de espírito que lhe trará um sentimento de plenitude, tranquilidade e paz que produzirá autoestima, autoconfiança, alegria e motivação. A pessoa feliz tem certeza de que conquistará tudo o que deseja, é cheia de coragem e força, tem resiliência e está sempre pronta para superar as adversidades. Até parece que você está blindado(a) contra os sentimentos negativos provocados pelas tormentas das marés até que o barco da vida volte a navegar em mares tranquilos.

Como diz a canção "Samba da benção", de Vinicius de Moraes:[17]

"É melhor ser alegre que ser triste/ Alegria é a melhor coisa que existe/ É assim como a luz no coração".

A felicidade é um recurso ilimitado e um caminho a ser percorrido por toda a vida. Vale sempre se perguntar "Como posso ser mais feliz?". Nas páginas a seguir, apontarei novas possibilidades.

Antes de seguirmos em frente, faça os próximos testes.

TESTE DO AUTOCONHECIMENTO

- Quais são suas qualidades?
- Você conhece seus gostos pessoais?
- Do que tem medo?
- O que já abandonou?
- O que mais te marcou na vida?
- Há algo em você que precisa ser melhorado?
- Para você, o que é felicidade?
- Você se sente feliz?

TESTE: ESCALA DA FELICIDADE SUBJETIVA[18]

Para medir seu nível atual de felicidade, você deverá escolher as afirmações que melhor revelem seu estado atual. Para cada afirmação a seguir, você irá pontuar em uma escala de 1 a 7.

Essa avaliação pode ser realizada periodicamente, mas sugerimos que seja feita no início da leitura deste livro ou no começo do **Treinamento da Felicidade** (Capítulo 7) e, pelo menos, trinta dias após o início da prática. Assim, você poderá verificar a mudança que aconteceu no seu nível de felicidade após seguir o método.

Sonja Lyubomirsky recomenda que sejam anotados cuidadosamente os pontos de cada item (para as escalas de 1 a 7), pois elas diferem para cada um dos quatro itens.

Vamos começar!

Para cada uma das seguintes afirmações e/ou perguntas, por favor, indique na escala o ponto que você acha que é mais apropriado para descrever você.

1. Em geral, considero-me:

1	2	3	4	5	6	7
Uma pessoa não muito feliz						Uma pessoa feliz

2. Comparado(a) à maioria dos meus pares, eu me considero:

1	2	3	4	5	6	7
Menos feliz						Mais feliz

3. Algumas pessoas são, em geral, muito felizes. Aproveitam a vida independentemente do que está acontecendo, tirando o máximo de tudo. Até que ponto essa caracterização descreve você?

1	2	3	4	5	6	7
Não tem nada a ver comigo						Tem tudo a ver comigo

4. Algumas pessoas não são, em geral, muito felizes. Embora não estejam deprimidas, nunca parecem tão felizes quanto poderiam estar. Até que ponto essa caracterização descreve você?

1	2	3	4	5	6	7
Não tem nada a ver comigo						Tem tudo a ver comigo

Confira o resultado na página 253.

Capítulo 2

Qual é a fonte da felicidade?

Por que algumas pessoas se sentem ótimas na maior parte do tempo, parecem atrair acontecimentos bons e sentem-se desafiadas diante de dificuldades, enquanto outras não estão bem na maior parte do tempo, sentem-se perdedoras e, mesmo quando obtêm algum ganho, permanecem desanimadas e não se alegram?

Algumas pessoas têm medo de serem felizes, outras não se acham boas o suficiente para isso, estão insatisfeitas ou têm a autoestima baixa, o que gera vazio e frustação. Para a maioria, a felicidade deve ser "buscada" ou "perseguida" e seria resultante de causas externas – estaria em outras pessoas, companheiros, filhos e amigos, ou em bens materiais como casas, carros e dinheiro, ou até no status, como: profissão, emprego ou sucesso.

Na pesquisa A Felicidade do Brasileiro, comprovei tal verdade ao constatar que tanto as pessoas que se declaram felizes como as que se dizem infelizes consideram que a maior fonte de felicidade é a família, seguida dos relacionamentos amorosos e do dinheiro. Para mim, a grande surpresa foi no que diz respeito às pessoas que se consideram infelizes: 74% deram uma maior importância à relação que têm com o próprio corpo. Um dado preocupante, não?

É claro que a família e o bem-estar com o próprio corpo são importantes para a felicidade de alguém, porém, se considerarmos que a fonte da felicidade está em outras pessoas, situações, eventos ou objetos, significa que não depende de você e, então, poderá se esgotar rapidamente. E mais, sempre que algo não sair exatamente como se espera, isso abriria espaço para a sensação de fracasso, vazio e frustração.

Perceba que, quando você conquista ou adquire algo, é natural sentir alegria e prazer de imediato, mas tais emoções são passageiras. Duram apenas um período e, depois de um tempo, você retorna ao estado habitual.

As crises econômicas, os relacionamentos que se acabam, os afetos negados, a política, a conjuntura social, as más notícias, a falta de dinheiro, o desemprego, a pandemia de covid-19, as guerras... tudo isso nos aflige, e apenas quem não tem sentimentos permaneceria inerte. No entanto, se você não souber controlar a mente ou não conseguir tomar distância frente a esses fatos, será mais um dos atingidos e ficará bloqueado para ser feliz e realizar os seus desejos, sem conseguir ajudar ninguém.

Se você prestar atenção nas pessoas, perceberá que a maioria está sempre enxergando defeitos, criticando, buscando o que não têm, sem nunca focar nos aspectos positivos. Assim, elas deixam de perceber o que têm de melhor nelas mesmas, nas outras pessoas e nas situações do cotidiano. Talvez essa tendência se deva a um modelo cerebral ancestral voltado para a defesa e sobrevivência.

Pensamentos negativos e positivos

Durante muito tempo, a psiquiatria e a psicologia estavam mais voltadas para o estudo dos aspectos negativos e para a cura de traumas, depressão, esquizofrenia, distúrbios, alcoolismo e doenças mentais, do que para as virtudes, qualidades, felicidade, prosperidade e sucesso. Para perceber esse fato, basta uma rápida visita ao Google para ver o que tem mais resultados de fontes de pesquisas: saúde ou doença mental. Foi com a psicologia positiva, em especial a partir das pesquisas de Martin Seligman, que aconteceu uma mudança de foco.

Os pensamentos são os olhos do cérebro. Assim, cada um cria a própria realidade a partir dos pensamentos. Focar no que é negativo, portanto, cria uma realidade ruim, o que diminui o otimismo e a esperança, além de aumentar a infelicidade e atrair coisas ruins. Nesse sentido, pesquisas sobre Física Quântica têm contribuído acerca da interferência do observador nos acontecimentos que ele vê, acrescentando conhecimentos sobre a energia e a frequência de ondas do cérebro.[19]

Vamos usar um rádio como exemplo. Todos sabemos que o rádio funciona por frequência, certo? Assim, quando sintonizamos em uma determinada estação, ouviremos certa música, assim como todos aqueles que também sintonizaram ali. Já quem sintonizar em outra estação, ouvirá outra música. Digamos que na primeira, estejam acontecendo coisas não tão boas. Consequentemente, todos que estiverem ouvindo terão sentimentos parecidos e se sentirão atingidos por pensamentos negativos, o que dá uma impressão de que apenas coisas ruins acontecem. Por outro lado, se houver uma boa energia na segunda estação, você terá bons pensamentos, o que dará a impressão de que está "atraindo" coisas boas. Você irá refletir positividade e todos se beneficiarão disso.

Sentimentos positivos atraem e aproximam pessoas, coisas e situações boas e a prosperidade pessoal, financeira e nos relacionamentos. Ao contrário, sentimentos negativos limitam seu leque de opções e impedem que você veja oportunidades e soluções, pois reduzem, afastam e criam obstáculos para enxergar e conseguir coisas boas, soluções e prosperidade. A negatividade reduz, até mesmo, seu campo de visão lateral.

Para Barbara Fredrickson, professora norte-americano do departamento de Psicologia da Universidade da Carolina do Norte, em Chapel Hill, a positividade leva a novas maneiras de existir que geram novos modos de enxergar o mundo. Mas, para ela, a força da negatividade é bem mais forte, o que faz com que, para cada frequência de emoção negativa, você precise de três emoções positivas. Se agir assim, será possível formar uma frequência de positividade em espiral crescente.[20] Mais adiante passarei algumas atividades para que você pratique essa matemática.

Para Shawn Achor, autor do livro *O jeito Harvard de ser feliz*,[21] cultivar a positividade traz motivação, resiliência, eficiência, criatividade e mais produtividade, enquanto ficar esperando pela felicidade torna o potencial do cérebro limitado para o sucesso. Achor iniciou suas pesquisas sobre felicidade a partir da constatação de que, mesmo em uma das mais ambicionadas universidades do mundo, Harvard (da qual, para ele, era um privilégio participar), de cada cinco alunos, quatro sofriam episódios de depressão pelo menos uma vez no ano. Além disso, metade do corpo estudantil era acometido por um quadro clínico tão profundo que ficava debilitado para exercer as atividades do ano letivo.

Os sentimentos negativos de medo (diante de um perigo), de tristeza (diante de uma perda), de raiva (contra um agressor) são necessários e naturais, pois são um mecanismo de defesa e sobrevivência contra fatores externos que nos rondam, ameaçam e demandam uma reação. Tudo isso pode nos levar a certa insegurança. Contudo, essas emoções negativas não podem persistir e devem ser amenizadas, compreendidas e passar com o tempo, do contrário tenderemos a ficar paralisados, remoendo e sem saber como agir.

A maioria das pessoas parece preferir focar em notícias negativas, seja na TV, nas redes sociais, no rádio ou nos jornais. Essas notícias atraem mais do que as positivas e, por conta da grande audiência, os meios de comunicação mostram ainda mais os crimes, os desastres e as mortes, o que parece até fazer parte de uma estratégia de marketing.

Na pesquisa sobre a Felicidade dos Brasileiros, detectei que 42% das pessoas consideram que as notícias negativas provocam infelicidade, seja por meio de conversas negativas em aplicativos, de postagens que acompanham nas redes sociais, ou de notícias ruins sobre economia e política nos veículos de comunicação.

Pensando nisso, decidi me aprofundar na investigação da fonte de felicidade, e o que descobri foi surpreendente.

A equação da felicidade

A partir de 1990, Martin Seligman,[22] o pai da psicologia positiva, despertou para estudar outra forma de ver a vida. Ele mesmo se considerava um rabugento e pessimista, mas mudou o foco das suas pesquisas ao conhecer Barbara Fredrickson e os estudos da professora sobre a função das emoções positivas na vida e sobre como são essenciais para fortalecer os recursos intelectuais, físicos, mentais e sociais e para proporcionar bem-estar.

Martin Seligman desenvolveu, então, a equação da felicidade.[23] A partir dela, você pode alcançar todo seu potencial, identificar seu nível constante de felicidade e atuar para aumentá-lo.

$$F = L + C + V$$
em que:

F = nível constante de felicidade

L = limites estabelecidos (herança genética)

C = circunstâncias da vida

V = atitudes voluntárias (fatores que obedecem ao seu comando voluntário)

Para Seligman, existe um nível constante (permanente) de felicidade que se distingue da felicidade momentânea, ainda que esta possa ser aumentada por artifícios como ganhar um presente, assistir a uma comédia romântica ou ter um orgasmo. Considera-se que estes são prazeres momentâneos e que podem provocar alegria e riso, diferente da felicidade permanente conhecida por aqueles que, de fato, são mais positivos e felizes. Da mesma maneira, situações ou eventos não tão bons, até mesmo uma história, um filme triste, de guerra ou terror, podem provocar tristezas passageiras, mesmo para as pessoas com um alto nível de felicidade.

O desafio é aprender a elevar o próprio nível de felicidade

Sonja Lyubomirsky define a felicidade em termos de afeto positivo frequente, alta satisfação com a vida e afeto negativo raro.[24] Além disso, por meio de um famoso gráfico, Lyubomirsky, M. Sheldon e Schkade indicam, como já mencionamos, que a felicidade é determinada 50% pela genética (o L da equação apresentada), 10% pelas circunstâncias da vida e 40% por atividades intencionais (decorrentes de atitudes, escolhas e ações).

Essa proporção, claro, não é fixa, e os pesquisadores advertem que: "As pessoas podem criar para si mesmas um fluxo constante de experiências positivas envolventes, satisfatórias, conectivas e edificantes, aumentando assim a probabilidade de permanecerem na faixa superior de seus potenciais de felicidade".

Dessa forma, se, mais ou menos, 40% da sua felicidade é determinada por atividades intencionais, então, você tem uma grande chance de causar impacto sobre a própria vida por meio de estratégias intencionais que deixarão você mais feliz.

A seguir, vou mostrar um pouco dessa proposta de composição da equação da felicidade.

Genética

Teriam os genes o maior peso sobre o nível de felicidade?

Lembre-se que a genética conta com o componente da ancestralidade e não é consequência direta, apenas, dos nossos pais.

Em Minnesota, nos Estados Unidos, houve um célebre estudo sobre gêmeos e seus níveis de felicidade. Os pesquisadores do Minnesota Center for Twin and Family Research, David Lykken e Auke Tellegen, examinaram os níveis de felicidade em 1.300 conjuntos de gêmeos idênticos e fraternos. Gêmeos idênticos relataram níveis semelhantes de felicidade, enquanto gêmeos fraternos exibiram maior variação na sensação de bem-estar relatada.

Os resultados que Lykken e Tellegen obtiveram em estudos com famílias de gêmeos criados juntos foram estendidos a gêmeos criados separadamente. A partir disso, os pesquisadores concluíram que quase metade da felicidade pode ser atribuída a fatores genéticos. Para eles, a outra metade é determinada pelos altos e baixos diários da vida. Isso significa que todos nascem com um certo nível de felicidade, que poderá ser alterado por acontecimentos e atitudes que seriam verdadeiros "ponto de ajuste" da felicidade.[25]

É verdade que tragédias e prazeres, alegrias e tristezas podem afetar nosso nível de felicidade, mas, eventualmente, retornamos ao nível genético, seja ele mais propenso para a positividade ou para a negatividade. Daí a importância de praticar atitudes voluntárias para que permaneçamos positivos e sejam formadas novas conexões neurais que nos levem ao estado de felicidade. Mais à frente, falarei sobre esse tema.

Para além desses estudos, já existem investigações para saber se é possível alterar os 50% de programação genética de felicidade, inclusive por meio de alimentação, medicação, alteração de fatores ambientais, atitudes e meditação, por exemplo. Os genes sempre existirão, mas, é possível haver uma alteração na maneira como se manifestam. Por exemplo, quando existe uma tendência genética à depressão, chamada de TAS (Transtorno Afetivo Sazonal),[26] a circunstância de a pessoa morar em locais de invernos longos pode aumentar a frequência dos episódios depressivos. Isso se deve à falta de luz solar, que restringe a liberação de hormônios do bem-estar, como a serotonina.

Assim, independentemente do traço genético, a circunstância poderá ser combatida com a exposição à luz artificial que simule a iluminação solar, além de exercícios e doses de vitamina D. Pessoas com genes mais propensos à infelicidade também podem prevenir os episódios com mudanças de atitude, manutenção de bons relacionamentos, apoio familiar e a vivência de outras emoções positivas.

Ainda que a herança genética tenha um peso muito grande sobre o nível de felicidade e seja uma característica "pré-programada", ela sozinha não é a grande responsável pela felicidade ou pela infelicidade, pois as circunstâncias e as atitudes também influenciam em muito o estado emocional.

Circunstâncias

Os fatores circunstanciais são importantes e podem influenciar a felicidade. Fazem parte da vida de qualquer pessoa, como o lugar de nascimento, o clima, a cultura, idade, gênero, etnia, religião, traumas, acidentes, a conquista de um prêmio, a condição financeira, o emprego, a carreira, o sucesso, o status, o estado civil, a segurança no emprego e assim por diante. Os fatos podem ser tanto incidentais quanto estáveis. Apesar de importantes, porém, esses fatores em si não são determinantes para a felicidade, pois representam, de acordo com Sonja Lyubomirsky, apenas 10% do nível de felicidade, o que pouco é em relação ao peso da genética e das atitudes. Segundo Martin Seligman, influenciam de 8% a 15% na variação da felicidade.[27]

As circunstâncias têm um potencial limitado sobre a felicidade mais duradoura. Em alguns casos, a alteração das circunstâncias pode ter um custo alto, como mudar de país, ou serem impossíveis ou impraticáveis, como no caso da etnia e da idade. Como o efeito das circunstâncias sobre a felicidade se dá apenas a curto prazo, representa pouco (10%) e ainda há a possibilidade de o cérebro se adaptar. Para isso, é necessário que sejam trabalhados outros fatores, como veremos adiante.

Atividades intencionais

Trata-se de ações, práticas diárias, hábitos, comportamentos e escolhas que cada pessoa assume a todo instante. São a melhor maneira de interferir, de modo mais duradouro, no nível de felicidade. Isso porque as pessoas estão sempre praticando atividades e atitudes físicas ou mentais, que têm grande impacto sobre a felicidade (40%).

Diferente da genética e das circunstâncias, essas atitudes não acontecem sozinhas, mas resultam da escolha intencional de agir, assumir o leme do próprio barco e decidir qual é o curso do mar que se deseja seguir ou se quer se manter à deriva.

Essas atividades consistem nas atitudes que passamos a tomar, primeiro voluntariamente e com esforço, até se tornarem um hábito, entrando, então, no modo automático. Um exemplo é a escolha de cuidar mais da própria saúde ou fazer atividade física. Observe no seu dia a dia como os seus hábitos são formados assim.

Claro que, além da vontade de querer ser mais feliz, existem outros fatores necessários para que você alcance esse objetivo. Será preciso esforço, determinação, disciplina e foco para alterar atitudes já enraizadas no seu cérebro, com conexões neurais formadas há bastante tempo.

Viu como você pode ser feliz? Há provas científicas de que, mesmo existindo um determinismo genético, este, por si só, não é suficiente para definir se uma pessoa é feliz ou infeliz. Uma vez que 50% é apenas uma parte da composição, ainda tem outros 50% de chances para isso, já que 40% de atitudes intencionais somadas aos 10% das circunstâncias completam os outros 50% e para eles poderão ser criadas oportunidades de ser feliz.

Você tem o controle de grande parte desse processo e cabe a você trabalhar para construir ou aumentar sua felicidade de maneira permanente, criando um equilíbrio com a parte definida pela genética. Nossas atitudes diante de determinadas situações têm grande influência sobre a felicidade e podem até levar à reversão do determinismo genético.

É desafiador, mas você pode conseguir, pois não estamos condenados a obedecer apenas às diretrizes dos genes. Estes precisam de um ambiente específico e atuam em conjunto com as experiências de vida, e esta parte você pode alterar.

Por outro lado, também, você não deve se apoiar unicamente para alterar as circunstâncias da vida na ilusão de que somente com elas será mais feliz. Lembre-se de que alegrias externas representam apenas 10% da felicidade e que, mesmo quando conseguimos, por exemplo, um aumento de salário, uma promoção, a formatura de um filho, um casamento ou a compra de uma casa nova, ainda assim, é um fator que representa pouco, pois o cérebro se acostuma rapidamente às alterações sensoriais e fisiológicas. Entenda essas conquistas como um prazer, e apenas isso.

Pesquisas dos doutores Brickman, Coates e Janoff-Bulman[28] mostraram que, após um ano da ocorrência de um evento como ganhar na loteria ou sofrer um acidente que deixe sequela paralisante, há uma tendência à adaptação. Após esse período, os ganhadores da loteria que participaram do estudo não eram mais felizes do que aqueles que não haviam ganhado, bem como as recentes vítimas de paralisia não eram tão infelizes quanto o esperado, tudo dependia do nível anterior de felicidade de cada um.

Considere que, se você for capaz de alterar suas atitudes para ser mais feliz, conseguirá mudar muitas dessas circunstâncias (emprego, relacionamentos e prosperidade) e, assim, encontrar uma felicidade mais duradoura, ultrapassar os 40% de atitudes intencionais e reduzir o impacto dos 10% das circunstâncias. Vale testar!

Mais adiante, apresentarei várias alternativas de atitudes para implantar na sua vida a fim de mudá-la.

O barco está sob seu comando

Não é de um dia para o outro que se consegue mudar hábitos, virar a chave. Tudo é um processo que requer diferentes ferramentas, atitudes e a prática de atividades até que aconteça uma verdadeira mudança de mindset e de postura.

É importante saber que, para mudar e realizar desejos, não basta o simples pensamento positivo, que é importante, mas não o suficiente. Para que o pensar positivo funcione, é necessário que seja praticado em conjunto com outras ações que provocarão uma verdadeira mudança de atitudes, hábitos e posturas diante da vida.

Foram anos de hábitos e padrões sendo fixados no seu cérebro por meio dos seus pais, da cultura e da religião. Esses hábitos também foram reforçados pelas suas experiências de vida, muitas vezes negativas e até resultantes do modelo ancestral de defesa e sobrevivência do cérebro humano.

Já parou para se perguntar se o que você faz é uma escolha própria ou se você está apenas seguindo o exemplo de outros, tentando agradar alguém ou, ainda, por que não tem consciência do seu poder?

Sua mente produz inúmeros pensamentos. Por vezes, você acredita que eles funcionam como forças que têm o poder de limitar ou impedir ações. Esses pensamentos tendem à negatividade e podem ser ocasionados pelo medo, pela dúvida, por bloqueios ou por traumas carregados desde a infância.

Muito do que você acredita que lhe diminui, porém, são crenças limitantes, frutos da mente coletiva ou da "mente colmeia", da cultura, do meio em que se vive e até da família ou da insegurança. Existe um dito popular que afirma que todos os traumas decorrem de três Ps: pais, professores e padres/pastores.

Essas crenças limitantes impedem o desenvolvimento e é possível identificá-las quando, diante de um fato ou situação que demanda ação, você se coloca em situação de dúvida sobre sua capacidade, por exemplo: "não sou inteligente o suficiente", "não devo fazer ou agir porque não vou conseguir" ou "não mereço".

A mente colmeia é a influência da mente grupal ou do meio em que você vive. Essa influência interfere sobre todos e impede a autonomia, a liberdade, a formação da identidade e até o livre arbítrio individual, como se todos fossem controlados por uma mente externa.

Pessoas que não têm autoconfiança ou autoestima fortalecida se sentem inseguras com a própria opinião e podem se deixar influenciar com mais frequência pela mente grupal. Com isso, deixam de seguir os próprios desejos para se amoldarem ao que os outros pensam e esperam. Decisões e escolhas feitas com base em fatos ou circunstâncias externas que não são fruto do seu desejo pessoal podem levar ao vazio, ao fracasso e impedir que você tenha e usufrua das conquistas e vitórias. Consequentemente, isso impede você de ser feliz e realizar seus sonhos.

Para Carl Jung, na sua teoria do inconsciente coletivo, existe uma transmissão de materiais ancestrais na nossa mais profunda psique. Para ele, não teríamos total domínio sobre o que pensamos, ou seria impossível fugirmos de alguns sentimentos ou memórias esquecidas e reprimidas que estão no nosso inconsciente pessoal ou no inconsciente coletivo. Neste, existe não apenas o que vivenciamos, mas também a herança psicológica e biológica que evolui com a humanidade e a mente.

É importante mencionar a existência dos arquétipos de Jung,[29] que foram passados por religiões e culturas, e que habitam na nossa mente. Ainda, para Jung, nós somos a persona: que é a maneira como nos apresentamos para a sociedade. No entanto, algumas vezes, as pessoas podem se esconder do seu verdadeiro eu por detrás de estereótipos – nos aspectos negativos – ou blindar-se de fatores externos que lhe podem atingir. Um exemplo de arquétipo é a amamentação, ninguém ensina um recém-nascido a mamar, porém, quando ele é colocado ao peito ou diante de um bico de mamadeira, de imediato, ele começa a sugar institivamente.

O que quero que você compreenda daqui é que o Inconsciente Coletivo compromete a sua liberdade de consciência individual, que deixa de se desenvolver individualmente e passa a ser herdada.

Preste atenção: se você, em algum momento, tem um pensamento ruim ou desagradável, esse pensamento se originou dentro de você de modo consciente ou veio de fora e entrou na sua mente?

Enquanto suas escolhas forem feitas com base em motivos externos, sejam outras pessoas, o meio em que você vive, as mídias, a necessidade de aparentar uma situação não real ou de dar satisfação a outros, elas terminarão por trazer tristeza, vazio e fracasso, mesmo quando você atingir seu objeto.

Outro ponto importante são os sentimentos negativos, como raiva, culpa e ruminações. Quando você não assume a responsabilidade pelos próprios atos, direciona a raiva pela própria impotência para outra pessoa ou, ainda, rumina culpas por erros passados (sejam seus ou de terceiros), o que também causa infelicidade e impede ou retarda suas conquistas.

Quanto mais enredado você fica nesse círculo repetitivo, mais se deixa amarrar ao condicionamento de que nada vai dar certo. Assim, a cada nova situação em que não consegue o que quer, o desafio para sair dessa repetição se torna ainda maior, fazendo com que suas chances diminuam.

Lembre-se que seu barco está sob seu comando. Se você carregar uma carga do passado, é bem provável que afunde com o peso antes de chegar ao porto que deseja e que fará você mais feliz.

É importante focar sua atenção no para-brisas, e não no retrovisor

Não é possível voltar ao passado e corrigir ou apagar o que passou. Relembrar e continuar arrastando o sofrimento no presente até futuro não levará você a lugar algum. Agora, se você se distanciar e observar os fatos que lhe magoam, perceberá que podem ser muito menores do que você pensou. A imaginação é criativa, às vezes, pode distorcer a realidade, daí que uma releitura atual dos mesmos fatos tem a possibilidade de dar uma outra perspectiva do que aconteceu.

É importante você saber que "nosso jeito de pensar não é imutável",[30] isto é, você pode escolher o que e como pensar.

Se você prestar atenção nas pessoas felizes, verá que não ficam apenas sentadas e passivas se lamentando ou esperando a sorte chegar. São entusiasmadas, otimistas, agem e fazem acontecer, correm atrás da realização dos próprios desejos e enxergam novas possibilidades de aprendizado e de metas.

Por isso afirmo que você pode aumentar seu nível de felicidade de modo permanente, mesmo que tenha que despender algum esforço. Pode mudar a forma como se comporta, o que pensa e estabelecer novas metas todos os dias para sua vida.

É por isso que é importante você escolher novos hábitos e mudar padrões. Há uma necessidade real de você se preencher de felicidade para conseguir atravessar esse mar – às vezes calmo, às vezes tormentoso – com mais confiança, tranquilidade e sabedoria, para adquirir a liberdade de mudar. Só assim conseguirá ter acesso à fonte da felicidade e levar uma vida mais saudável e equilibrada.

Pensando nisso, na largada do seu barco para seguir o curso do mar, o primeiro movimento terá que ser o da tomada de consciência sobre si mesmo. Você terá que responder à pergunta: "Quem sou eu?". Mais à frente, vou mostrar algumas atitudes que podem ajudar você no caminho do autoconhecimento.

Saber quem você é e quais são suas características é uma arma poderosa em muitas áreas da vida. Quando nos conhecemos, sabemos quais são nossos pontos fortes, em que temos mais facilidade e o que precisamos desenvolver melhor para sermos mais felizes. Você não precisa ter algum dom para a felicidade, é preciso estar disposto(a) a praticá-la.

Muitas pessoas acreditam que para se ter prosperidade, felicidade e sucesso em qualquer área é preciso nascer com um dom – uma vocação –, veja exemplos de atletas de natação (Cielo), tênis (Guga) e futebol (Pelé e Neymar): para serem cada vez melhores, eles treinaram muito. Portanto, não se trata apenas de um dom, pois, quanto mais se treina uma atividade, mais o cérebro se desenvolve para fazer melhor aquela atividade.

Na conquista da felicidade, vale o mesmo: dedicação, esforço e treino. Talvez alguns pensem que "o sol brilha mais forte para algumas pessoas do que para outras" e que alguns nunca terão que se esforçar muito para serem felizes. Mas essa não é a verdade que a maioria enfrenta.

A verdade é que a fonte da felicidade está dentro de nós. É isso o que mostra Viktor Frankl, judeu, neuropsiquiatra austríaco e fundador da logoterapia e da análise existencial – para ele, a busca de sentido na vida é a principal fonte e força motivadora do ser humano.

SENTIMENTOS POSITIVOS ATRAEM PESSOAS, COISAS E SITUAÇÕES BOAS E A PROSPERIDADE PESSOAL, FINANCEIRA E NOS RELACIONAMENTOS.

Frankl foi preso pelos nazistas, em 1942, junto à esposa grávida e aos demais membros da família. Ele esteve em quatro campos de concentração e, ao ser libertado, soube que a esposa morrera de esgotamento físico. Ainda que pareça contraditório, essa trágica experiência fez com que ele se mantivesse vivo nos campos de concentração, escrevendo sua obra terapêutica, cujo fundamento é que, mesmo em uma situação desumanizadora, a liberdade de espírito e o propósito de vida acalentado dentro de uma pessoa podem mantê-la viva. Segundo ele: "Quando não podemos mais mudar a situação, nós nos desafiamos a mudar a nós mesmos".[31]

Talvez você esteja perguntando: "Certo, mas aonde você quer chegar?". E eu respondo: já que é impossível – pelo menos com a ciência de hoje – a total mudança genética (50%) e você já sabe que as alterações das circunstâncias (10%) são pequenas e passageiras, então sua atenção deve estar focada na parte que está sob seu domínio (40%).

São as ações intencionais, os comportamentos e as atitudes que você pode alterar. Tudo tem a força de produzir mais felicidade, independentemente do seu nível atual de felicidade.

Quero que você compreenda que atitudes são frutos de escolhas, mesmo quando existem bloqueios limitantes. Se todos têm o livre-arbítrio,[32] todos têm o poder de fazer escolhas de pensamentos e de ações a cada instante e, sendo assim, são responsáveis por suas escolhas. Diante disso, é sua a opção de adotar comportamentos positivos que lhe darão maior felicidade, mesmo que você tenha, de início, que praticar atitudes positivas intencionais ou "forçadas".

Tome como exemplo pessoas felizes que você conhece, observe como se comportam. Existem atributos, comportamentos e atitudes comuns a pessoas felizes: são resilientes e possuem senso de humor, inclusive para rir dos próprios erros. Elas valorizam os relacionamentos familiares e de amizade, são focadas e esforçam-se para realizar os próprios objetivos. Sabem valorizar as experiências emocionais e os prazeres da vida mais do que os bens materiais. Têm esperança e otimismo na maneira como enxergam as situações, fatos e eventos, mesmo quando estes são desfavoráveis ou trágicos e, quando desastres acontecem, passam pouco tempo entregues à tristeza.

Eu sempre tive como lema: se cair, "levanta, sacode a poeira e dá volta por cima", como na música de Paulo Vanzolini, de 1962,[33] e sabe por quê? Porque os acontecimentos da vida não param, têm seu próprio fluxo. Tragédias, adversidades, atropelos e quedas podem se passar; quem está livre deles? Ninguém. A diferença está em como se reage a esses eventos: o equilíbrio, a força, o poder e a rapidez de superação. Como já dizia Jean Paul Sartre: "Não importa o que a vida fez de você, mas o que você faz com o que a vida fez de você".[34]

Você se lembra da história que contei no início do livro sobre a descoberta de uma traição no meu primeiro casamento? Senti uma grande tristeza que durou… cinco dias. Na cama e sem coragem nem de me levantar, meus olhos viraram torneiras abertas derramando lágrimas sem parar.

Quando me levantei, com muito esforço, criei coragem e escrevi meu segundo livro de direito tributário. Desde então, não parei mais, fiz cursos de mestrado, doutorado, pós-doutorado – quando terminei, era uma das quatro mulheres brasileiras com este título –, pós em Neurociência, Psicologia Positiva, publiquei dezenas de livros, artigos, dei palestras, casei-me novamente e agora estou aqui escrevendo este livro sobre felicidade. Tudo porque fiz uma escolha: cessar a tristeza e ser feliz.

Uma vez, eu almejava um cargo na Receita Federal e alguém me confirmou que eu tinha sido a escolhida, às 18 horas de um dia. No entanto, no dia seguinte, fiquei sabendo que outra pessoa havia sido indicada. Esse fato também foi outra virada de chave para mim, pois, na mesma hora, decidi fazer meu mestrado, comecei a dar aulas, construí uma nova carreira e iniciei minha vida acadêmica de sucesso.

Foram os acontecimentos desfavoráveis que me forjaram, intuitivamente. Hoje, consciente, procuro agir como diz a célebre frase do filósofo alemão Friedrich Nietzsche: "o que não me mata me fortalece"[35] ou, como diz a Bíblia: "Tudo posso naquele que me fortalece" (Filipenses 4:13).

São as adversidades que nos mostram quem somos e qual é nossa capacidade de superação. Diante de contrariedades ou desgraças, podemos aprender a ser mais fortes.

Aqueles que não enxergam os momentos ruins como oportunidades terão um maior desafio e irão demorar muito para encontrar uma solução. Podem, às vezes, se debater a vida toda sem encontrar o que procuram ou, muito pior, não aprendem nem tiram lições dos acontecimentos. Este último caso é mais grave, pois quando não se toma o acontecido ruim como uma lição ou experiência, a tendência é a repetição dos mesmos comportamentos, como os círculos viciosos que citei, que produzirão os mesmos resultados não tão favoráveis, o que, por sua vez, produzirá uma vida insatisfatória.

Parece muita informação? Calma! Não desanime! Se a vida é um navegar, cada trecho percorrido é importante e você já pode ir usufruindo de melhorias e bem-estar enquanto seu barco segue o curso da sua vida. Às vezes parando em um porto ou outro, pegando ondas mais fortes ou águas tranquilas.

O que importa é que, a partir de agora, você entenda que está no comando. Aproveite para enxergar o processo e perceber, no caminho, os pequenos desafios vencidos. Essas pequenas conquistas irão reforçar sua felicidade.

Praticando atividades intencionais

Mas como colocar em prática o que vimos neste capítulo? Diversos estudiosos apresentam abordagens diferentes para encontrar a felicidade. Martin Seligman, por exemplo, criou o modelo PERMA,[36] com foco na prática das atividades intencionais mencionadas. O estudioso classifica essas atividades em cinco elementos:

P – *positive emotions* (emoções positivas)

E – *engagement* (engajamento)

R – *relationships* (relacionamentos positivos)

M – *meaning* (significado)

A – *accomplishment* (realização)

Para Seligman, as emoções positivas seriam, por exemplo, a gratidão, a satisfação, o prazer, a inspiração, a esperança, a curiosidade ou o amor. Já o engajamento pode ser medido por fatores como a energia, a dedicação e o quanto as pessoas se integram em uma organização. Relacionamentos positivos podem ser encontrados no networking, na intimidade e na participação no desenvolvimento dos outros. O significado trata-se do propósito e da disposição que temos para encontrá-lo no dia a dia. A realização diz respeito aos objetivos e às metas aos quais nos dedicamos.

No livro *Florescer*, Seligman acrescenta a importância da realização como necessária ao bem-estar. Mais tarde, sua aluna, Emiliya Zhivotovskaya, incluiu um novo elemento: *vitality* (a vitalidade ou saúde), que tem seu foco no dormir bem, comer melhor e movimentar-se.

Sob outro ponto de vista, Tal Ben-Shahar e Megan McDonough desenvolveram um modelo diferente, porém com um sentido idêntico, para a busca da felicidade e chamaram-no de SPIRE. Nessa proposta, o que nos leva à felicidade e ao bem-estar pode ser visto sob cinco perspectivas.[37] São elas:

S – *spiritual* (espiritual)

P – *physical* (física)

I – *intelectual* (intelectual)

R – *relational* (relacional)

E – *emotional* (emocional)

Segundo eles, a perspectiva espiritual significa levar uma vida com propósito e apreciá-la como um presente; a física tem por base o cuidado com o corpo e a conexão corpo-mente; a intelectual sintetiza-se na concretização da vontade de aprender e estar aberto a experiências; a relacional está ligada aos relacionamentos com nós mesmos e com os outros; e a emocional fundamenta-se em aceitar as emoções, ter mais resiliência e positividade.

A Universidade Harvard também tem realizado pesquisas que buscam descobrir a fonte da felicidade. Em 1983, especialistas começaram um estudo prolongado sobre o desenvolvimento humano que contava, inicialmente, com 724 homens (alunos e moradores) da cidade de Boston. Hoje, a pesquisa abrange mil pessoas e alcança, inclusive, cônjuges e filhos. Três gerações de cientistas pesquisadores perguntaram a essas pessoas o que consideravam uma vida feliz. Das respostas, foram retiradas três conclusões importantes sobre o que determinaria a felicidade:

1. As conexões sociais (relacionamentos), pois pessoas mais conectadas a família, amigos e comunidades são fisicamente mais saudáveis e vivem mais;
2. A qualidade dos relacionamentos íntimos, pois casamentos com grandes conflitos, por exemplo, não fazem bem à saúde;
3. Os bons relacionamentos, pois protegem não apenas o corpo, mas também o cérebro.

Em palestra feita ao TEDx,[38] nos Estados Unidos, em 2016, Robert Waldinger, o terceiro pesquisador do estudo sobre o desenvolvimento humano, após apresentar o resultado da citada pesquisa, encerrou sua fala citando Mark Twain:

> **"Não há tempo, tão curta é a vida para discussões banais, desculpas, amarguras, tirar satisfações. Só há tempo para amar, e, mesmo para isso, é só um instante."**

Como disse no início do livro, não existem fórmulas mágicas, segredo ou uma receita de bolo para se encontrar a felicidade permanente, ela deve ser construída dentro de você a partir de escolhas e atitudes mais positivas.

Espero que você perceba que a felicidade pode ser duradoura, ainda que a vida seja composta por momentos rápidos e passageiros. Repito, não é que adversidades, tristezas e acontecimentos não tão bons deixarão de acontecer, o que importa para ser feliz é que você seja mais forte para transformar seu olhar sobre esses mesmos fatos e, assim, conseguir escolher o melhor e mais rápido percurso para navegar e passar por esses eventos.

Para a felicidade ser sustentável e permanente, também é importante sair um pouco de si e voltar-se para contribuir com a felicidade dos outros. Essa parece ser a maior fonte de felicidade, daí a importância da qualidade das relações.

É importante salientar que, apesar de a construção da própria felicidade ter que ser uma meta, cada passo deve ser dado com leveza e sem ansiedade, comemorado como mais um porto alcançado, para que não gere um peso. Você não precisa se sentir obrigado ou obrigada a ser feliz, nem deixar que a responsabilidade da sua felicidade produza infelicidade dentro de você.

Primeiro, tenha total consciência do que lhe faz feliz para, depois, saber quais atitudes mais se conectam com você. Assim conseguirá praticá-las na certeza de que é possível ter felicidade de modo permanente e que ela pode ser construída como uma força para enfrentar a vida.

É assim que se muda a maneira de olhar os acontecimentos e se alcança um estado de espírito duradouro de felicidade.

Como já dito neste capítulo, independentemente dos genes ou das circunstâncias, a felicidade está dentro de você e pode ser construída ou ampliada por meio de suas escolhas de atitudes mais positivas.

Você é a sua própria fonte de felicidade! E cabe a você cultivá-la e construí-la dentro de você.

A partir de agora, esforce-se para que o barco da sua vida siga a rota estabelecida por você.

- O que você pensa que lhe faria mais feliz? (Conquistas profissionais, bens materiais, pessoas?)
- O que falta para você ser mais feliz?
- Quais as pessoas felizes que você conhece?
- Observe quais são as atitudes e as formas de agir das pessoas felizes.
- Reflita sobre o que limita ou impede a sua felicidade.
- Copie modelos, siga exemplos.

TESTE DO CÉREBRO FELIZ[39]
Marque a alternativa que mais tem a ver com você:

1. Todas as noites, você dorme uma média de:
  d. Sete horas e meia ou mais.
  e. De seis a sete horas.
  f. De quatro a seis horas.
  g. Dormir? Quem precisa disso?

2. Quando está estressado(a), você:
  a. Faz aula de ioga.
  b. Caminha na esteira.
  c. Toma um Martini.
  d. Arruma briga com seu cônjuge.

3. Sua ideia de uma boa refeição é:
  a. Arroz integral e feijão.
  b. Sushi.
  c. McDonald's.
  d. Martini.

4. Seu peso:
  a. É o mesmo dos tempos do colegial.
  b. Tenho sete quilos a mais do que deveria.
  c. Tenho quinze quilos a mais do que deveria.
  d. Tenho vinte ou mais quilos a mais do que deveria.

5. Você se vê como:
  a. Um atleta.
  b. Mais fisicamente ativo do que a maioria.
  c. Menos fisicamente ativo do que deveria.
  d. Sedentário.

6. Você se apaixona:

a. Todos os dias por seu cônjuge.

b. Sempre que possível.

c. Só quando não consegue evitar.

d. Sob nenhuma circunstância... O amor é um inferno.

7. Você faz sexo:

a. Sempre que possível.

b. Três vezes por semana.

c. Uma vez por mês, se tiver sorte.

d. Nunca. Sexo é superestimado.

8. Sua maneira ideal para desafiar o cérebro é:

a. Aprender uma nova língua.

b. Jogar xadrez.

c. Fazer palavras cruzadas.

d. Assistir a um filme.

9. Você se descreve como:

a. Otimista.

b. Realista.

c. Pessimista.

d. Fatalista.

10. Sua ideia de diversão é:

a. Algo novo e cheio de aventura.

b. Estar em meio à natureza.

c. Ir ao cinema.

d. Brincar com as crianças.

Confira o resultado na página 253.

INDEPENDENTEMENTE DOS GENES OU DAS CIRCUNSTÂNCIAS, A FELICIDADE ESTÁ DENTRO DE VOCÊ E PODE SER CONSTRUÍDA OU AMPLIADA QUANDO ESCOLHEMOS TER ATITUDES MAIS POSITIVAS.

Capítulo 3

Criar e mudar hábitos: a multiplasticidade do cérebro

Você deseja ser feliz, ter prosperidade
e sucesso, mas quando olha para sua vida vê que
não está conseguindo. Será que está dando
o seu melhor para que isso aconteça?

A maioria das pessoas sabe o que deve fazer para proteger o coração de doenças e como melhorar a saúde física. No entanto, muitas outras ainda não têm muito interesse em saber como proteger e controlar a própria mente e os pensamentos.

É importante que você saiba que sua vida é o resultado das suas escolhas e de como você pensa e age no dia a dia. Pensamentos, pequenos atos, a forma como reagimos aos estímulos externos e a importância que damos a acontecimentos, relacionamentos, dinheiro, sexo, peso, bens, amizades, trabalho e saúde mental, por exemplo, podem afetar aspectos mais amplos como prosperidade, produtividade, equilíbrio financeiro, saúde, sucesso e felicidade.

Muitas pessoas não acreditam e resistem à ideia de que é possível construir a própria felicidade apenas mudando atitudes. Claro que, para isso, não basta saber, é preciso desenvolver a convicção de mudança e seguir o método que apresento neste livro.

PRÁTICA DA FELICIDADE

Então, sim, acredite: é possível mudar seus pensamentos, atitudes e hábitos, criar novas conexões neurais e, até, alterar a fisiologia do cérebro. Usando as informações presentes aqui, você será capaz de fazer melhores escolhas que irão transformar sua vida.

Ressalto o fato de que tudo depende da atenção que você dá a cada situação e como escolhe agir e reagir. Cada pessoa vê o mundo de maneira distinta e faz escolhas diferentes de acordo com o que pensa ser uma decisão própria, consciente, objetiva e baseada na lógica e na razão. Será mesmo assim?

Segundo o filósofo norte-americano, psicólogo e professor de Harvard, William James,[40] "Toda nossa vida, na medida que tem uma forma definida, não é nada além de uma massa de hábitos". Já para Bas Verplanken e Wendy Wood,[41] estudiosos na área de psicologia na Duke University, 45% das ações cotidianas das pessoas são hábitos.

A partir de tais estudos e com base em pesquisas e experiências próprias, Charles Duhigg, tentou explicar "por que fazemos o que fazemos na vida e nos negócios" no livro *O poder do hábito*.[42]

Compreender a importância dos hábitos irá ajudar você a entender por que, apesar de saber quais são as melhores atitudes a serem tomadas, não faz essas escolhas.

Por que, inconscientemente, você resiste a adotar comportamentos que o levarão a cumprir seus objetivos e por que não tem prosperidade, bons relacionamentos e sucesso na vida?

Você pode não perceber, mas a maioria das ações e das escolhas corriqueiras que pratica no dia a dia são hábitos. Estes impactam sua mente, refletindo na sua forma de pensar e em toda sua vida. Isso quer dizer que, se você tem pensamentos positivos, desenvolve bons hábitos e procura fazer escolhas conscientes, tudo isso irá contribuir para que você esteja cada vez melhor e até tenha mais saúde e maior longevidade.

Por outro lado, se mantém maus hábitos como fumar, beber, viver sob estresse constante, alimentar-se de modo não saudável, não dormir bem, viver se lamentando e reclamando da vida, focando em pensamentos negativos, isso acelerará a deterioração dos neurônios e afetará sua memória. Assim, você terá menos saúde e estará sempre em uma baixa frequência vibracional, o que afetará sua felicidade e sua vida como um todo.

É possível mudar hábitos

Talvez você esteja se perguntando como fazer diferente e se é possível mudar hábitos de anos já enraizados e fixados no comportamento e no cérebro. É sim, é possível, mas não será fácil. Pelo contrário, será muito desafiador.

O cérebro humano tem mais ou menos 100 bilhões de neurônios e bilhões de fibras nervosas. Cada neurônio faz uma média de 10 mil conexões com outros neurônios, movimento conhecido como sinapses.

É por meio dessas sinapses que conseguimos pensar de maneira abstrata, sentir raiva ou fome, lembrar, raciocinar, tomar decisões, ter criatividade, formar linguagem, recordar o passado, planejar o futuro, manter convicções, transmitir nossas intenções, analisar histórias complexas, opinar, reagir a dicas sociais sutis [...] contar mentiras ou piadas, andar nas pontas dos pés, perceber o aroma no ar, respirar, ter medo ou pressentir o perigo [...] aprender a construir espaçonaves, dormir bem e sonhar à noite, exprimir e vivenciar emoções como o amor [...].[43]

Fisiologicamente falando, nosso cérebro mudou muito pouco em mais de 200 mil anos de evolução humana. O que mudou de verdade foram os estímulos externos a que estamos expostos e a maneira como passamos a ver os acontecimentos em geral. Inclusive, a era digital tornou nossa mente mais ágil por fazer com que as pessoas estejam mais expostas à velocidade e à multiplicidade de acontecimentos. Sendo assim, apesar de fisiologicamente não existirem tantas mudanças, muitas outras aconteceram em relação às conexões neurais e podem acontecer em nossa mente.[44]

A maior parte do cérebro age de modo automático, pois é pré-programada e pré-organizada. Essas funções, que envolvem as emoções, os estímulos sensoriais e o controle motor, por exemplo, não se alteram de indivíduo para indivíduo, contudo, os cientistas concordam que as habilidades cerebrais podem ser alteradas.

No cérebro, há uma grande rede de conexões neurais que tem relação direta com o comportamento humano, uma vez que são os neurônios que recebem as informações dos estímulos externos e avisam todo o corpo sobre o acontecido. A partir das informações recebidas, ocorre uma liberação de neurotransmissores como dopamina, ocitocina, serotonina, endorfina e cortisol, que afetam o comportamento vísivel de todos nós, seja de alegria, prazer, choro, tristeza, medo, fuga ou outro.

É importante que você compreenda também que o mesmo estímulo externo produzirá efeitos diferentes em cada pessoa, uma vez que existe uma individualidade neural. Os estudos sobre esse tema, apesar de já desvendarem vários mistérios, estão apenas no início e ainda desafiam a neurociência.

Durante muito tempo, a ciência entendeu que os neurônios (as células cerebrais pequenas), que desempenham as funções relacionadas ao sistema nervoso e se comunicam por meio de neurotransmissores (as substâncias químicas que falamos anteriormente e que são liberadas pelo próprio organismo), iam diminuindo à medida que cada pessoa envelhecia, ao ponto de, depois de atingir 80 anos, ter perdido 30% da quantidade de neurônios. Hoje, porém, já se sabe que não é assim.[45]

Recentes descobertas mostram que, durante o curso da vida, os neurônios morrem, nascem e se regeneram o tempo todo por meio do processo de criação, de adaptações e novas conexões neurais, a

CRIAR E MUDAR HÁBITOS: A MULTIPLASTICIDADE DO CÉREBRO

chamada "neurogênese", que é o que permite as alterações na vida de uma pessoa.

Isso quer dizer que a ciência comprova que há uma multiplasticidade neural. Ao longo da vida, os circuitos neurais podem ser alterados, remodelados, reativados, religados e é possível criar conexões neurais, mudando por completo as reações, os sentimentos, as percepções, a atitude mental e até o comportamento de uma pessoa. Inclusive, circuitos e conexões anômalas, como no caso de estresse pós-traumático e fobias, podem ser controlados. Tudo acontece no cérebro a partir da mente, onde nascem os pensamentos.

Por isso digo que os pensamentos funcionam como os olhos do cérebro.

O cérebro não distingue uma fantasia do que é real. Tudo o que for pensado é a realidade para o cérebro. Então, se você tem apenas pensamentos negativos, tristes e infelizes, seu cérebro entenderá que esta é a realidade e, cada vez mais, irá alimentar esse tipo de pensamentos, isto é, de negatividade e, assim, de infelicidade.

Você pode ser o seu maior adversário contra a mudança, por isso "é importante olhar para a espada e constatar que ela existe somente na nossa imaginação".[46]

O cérebro vê e age de acordo com o que você pensa.
Por isso, todo cuidado com o que você pensa!
Os seus pensamentos podem se transformar na realidade, pois são predominantes na mente e os responsáveis por levar você ao fracasso e à derrota, à felicidade, à prosperidade e ao sucesso.

ACREDITE: É POSSÍVEL MUDAR SEUS PENSAMENTOS, ATITUDES E HÁBITOS, CRIAR NOVAS CONEXÕES NEURAIS E, ATÉ, ALTERAR A FISIOLOGIA DO CÉREBRO.

Como obter saúde cerebral

Sanjay Gupta,[47] neurocirurgião-chefe do Grady Memorial Hospital, começou a se interessar pelo funcionamento do cérebro aos 13 anos, quando passou a conviver com o avô que havia sofrido um acidente vascular cerebral. Ele ficou fascinado ao perceber a mudança nas atitudes do avô depois do episódio.

Então Gupta passou a estudar maneiras de prevenir e dar longevidade às células cerebrais. A partir de suas descobertas, escreveu seu grande trabalho, que chamou de *Mente afiada*. Para ele, se continuamos a ter novas ideias e experiências, que nos marcam em qualquer idade, o cérebro não murcha com a idade. Após várias pesquisas, concluiu que não se trata de melhorar a inteligência ou o QI, mas de preservar a saúde cerebral, promovendo o crescimento de novas células cerebrais e estimulando os neurônios que já temos, a fim de que trabalhem melhor.

E como isso acontece? As células cerebrais devem estar ativas para receber uma maior quantidade de sangue, pois usam muita energia e precisam de mais oxigênio e glicose para manter os neurônios ativos, como provado em imagens de ressonância magnética. Isso quer dizer que, quando você ativa o cérebro, o sangue flui em maior quantidade para as células cerebrais e as ativa ainda mais. Quanto mais ativo for o neurônio, mais conexões fará com outras células cerebrais por meio de impulsos elétricos, formando novas redes neurais.

Portanto, quanto maior a rede neural da célula, mais chances terá de sobreviver. Por outro lado, se o neurônio ficar inativo, receberá menos sangue e acabará morrendo, o que pode afetar a saúde mental e resultar em doenças como demência e Alzheimer.

Assim, é imprescindível que você tome medidas preventivas para evitar o declínio cognitivo e assegurar um bom desempenho cerebral ao longo da vida, mantendo e protegendo a saúde mental, para conquistar uma longevidade mais saudável e uma vida mais feliz.

Ainda que a fisiologia do cérebro não tenha se alterado tanto durante a evolução humana, é demonstrado que, quando precisamos aprender novas coisas, o cérebro gera novos neurônios e, assim, sua fisiologia pode ser alterada a partir de experiências vividas, sejam boas ou más.

Por isso, é importante trabalhar para se ter cada vez mais experiências positivas, principalmente focando em novas atividades em áreas de interesse além da profissional, hobbies, por exemplo. Ou, no mínimo, alterar a maneira de encarar os fatos para que o cérebro guarde as experiências boas, uma vez que são essas memórias positivas que deixarão você fortalecido para suportar tragédias, traumas e ser resiliente, pensando de modo diferente e sendo mais feliz, apesar das adversidades.

Segundo Gupta, é possível identificar pessoas que, diante de tragédias, adquirem um cérebro fortalecido pelas experiências, passando a pensar de um modo diferente. Elas rejeitam doenças ligadas ao cérebro, como a depressão, e mantêm uma boa memória. Por outro lado, outros cérebros se sentem derrotados e surrados diante dos mesmos desafios. De acordo com o estudioso, a diferença está em ter um cérebro resiliente. É a maneira de enfrentar os acontecimentos que fará toda a diferença para que você encontre novas soluções, conquistas, prosperidade e felicidade.

Apesar de desafiador, é possível mudar

Vale lembrar que o cérebro humano é "preguiçoso" e poupa energia para destiná-la à sobrevivência e à defesa. Então, é mais fácil ceder à tentação de permanecer acomodado e seguir as trilhas neurais já conhecidas. O cérebro resiste a mudanças e prefere trabalhar com os hábitos já conhecidos para navegar nas mesmas conexões neurais já formadas, a fim de poupar energia.

É por isso que incluir novos hábitos pode ser fatigante. O cérebro teima em não aceitar as mudanças de estilo de vida e comportamentos. É como se você preferisse sempre fazer o mesmo caminho conhecido para chegar ao trabalho ou à sua casa. É automático, sem esforço e sem pensar.[48]

Adotar novos hábitos é desafiador porque se trata de mudar padrões mentais cujas trilhas neurais já estão solidificadas e fixadas no cérebro há muito tempo. Essas reações, inclusive, podem ser vistas em tomografias e ressonâncias magnéticas. Nesses casos, a ação é automática, mecânica.

Porém, para ter mais felicidade é necessário fazer mudanças e alterar hábitos já arraigados e conhecidos que tendem à negatividade e trocá-los por hábitos mais positivos.

Na pesquisa que fiz sobre a Felicidade do Brasileiro, ficou claro que todas as pessoas sabem quais são os atributos e o que é preciso para serem mais felizes. Contudo, somente as pessoas felizes efetivamente possuem tais características e praticam as atitudes necessárias para continuarem felizes.

CARACTERÍSTICAS DAS PESSOAS FELIZES

Resumo da quantificação das notas de 0 a 10 dadas pelos entrevistados, a fim de determinar as principais diferenças entre pessoas infelizes e pessoas felizes

Sem dúvidas, o principal atributo das pessoas felizes é **estar de bem consigo mesmas**

	(%)	INFELIZES (Notas de 0 a 5)	FELIZES (Notas de 9 a 10)	(%) GAP
Estão **bem consigo mesmas**	76	61	88	27
Encaram **a vida** de modo **simples** e **leve**	67	55	80	25
São **otimistas**	67	51	81	31
Têm **autoestima** elevada	66	56	80	24
São **bem-humoradas**	65	52	82	30
São **autoconfiantes**	65	55	81	27
Têm **bons amigos**	65	53	76	24
Buscam soluções para os **desafios da vida**	63	53	79	27
São **corajosas**	58	46	77	30
Têm **fé** ou **religião**	57	46	77	31
	Base	209	323	36

OBS: Acredito que as pessoas que possuem essas características são FELIZES

As pessoas que se declaram infelizes sabem quais são os atributos das pessoas felizes, mas não se reconhecem nessas situações.

Veja o comparativo a seguir sobre a definição de felicidade:

DEFINIÇÃO DA FELICIDADE

Diferença entre pessoas infelizes e pessoas felizes.
Resumo notas 9 e 10 - diferença entre Felizes x Infelizes

	(%)	INFELIZES (Notas de 0 a 5)	FELIZES (Notas de 9 a 10)	(%) GAP
São **gratas** pelo que acontece de bom na vida	76	58	93	36
Ter minha família **próxima** a mim	74	63	91	28
Têm **liberdade** para ser quem são	71	64	79	15
Promovem **gestos carinhosos** em relação a quem amam	70	56	84	28
Constroem a **felicidade no dia a dia**	65	44	84	40
Dedicam **energia** e **boas vibrações** a tudo que fazem	62	46	77	31
Têm um **trabalho com propósito**	60	51	74	23
Não têm necessidade de **competir** nem **comparar** a própria vida à de outros	59	50	72	22
Sentem que estão no **controle** da própria vida	56	51	69	18
Ajudam outras pessoas a encontrarem a felicidade	53	40	68	28
Não reclamam da vida	48	38	68	30
Têm um **relacionamento** amoroso	44	35	57	22
Aceitam a vida como ela é	38	24	60	36
Querem ganhar mais **dinheiro**	36	42	40	-2
Possuem **bens materiais**	22	22	31	14
Acreditam em **destino** ou que algumas pessoas nascem para ser felizes	20	13	36	18
Acreditam que a felicidade é uma questão de **sorte**	14	9	28	19
	Base	209	323	19

Para pessoas **infelizes** a questão **financeira** ganha posições no ranking de associação

Base total: 1.105
13) Entendo que FELICIDADE É: Dê uma nota de 0 a 10.

Agora veja o comparativo sobre o que contribui para a felicidade de cada um:

O QUE CONTRIBUI PARA A FELICIDADE DE CADA UM?
(Ranking geral | Pessoas infelizes x Pessoas felizes)

Me torna feliz hoje — É interessante que, ao realizar uma avaliação individual da felicidade, percebemos que os infelizes trazem a relação com o corpo e a vida financeira como os aspectos mais importantes, enquanto os felizes trazem as questões de saúde física e mental.

GERAL	INFELIZES (Notas de 0 a 5)	FELIZES (Notas de 9 a 10)
Família (86%)	Relação com o **corpo** (74%)	Família (94%)
Sentimento de **propósito** (85%)	**Situação financeira** (69%)	**Saúde mental** (90%)
Saúde mental (80%)	Vida **amorosa** ou sentimental (63%)	Sentimento de **propósito** (90%)
Sentimento de **controle** sobre a vida (78%)	**Família** (61%)	**Espiritualidade** (88%)
Saúde física (77%)	Sentimento de **controle** sobre a vida (56%)	**Saúde física** (87%)
Espiritualidade (75%)	Sentimento de **propósito** (55%)	Vida **amorosa** ou sentimental (83%)
Capacidade de **adaptação às adversidades** (74%)	**Espiritualidade** (55%)	Sentimento de **controle** sobre a vida (82%)
Vida **amorosa** ou sentimental (73%)	Capacidade **de adaptação às adversidades** (55%)	Capacidade de **adaptação às adversidades** (82%)

Base total: 1.105 | Infelizes: 209 | Felizes 323

16) Alguns aspectos impactam nossa felicidade. Quais dos seguintes aspectos mais impactam positivamente ou negativamente para que você seja feliz. Por favor, diga o quanto hoje estes aspectos impactam sua felicidade.

Para mim, o dado mais grave da pesquisa é que a maioria dos indivíduos não acredita (tem crenças limitantes) que seja possível alterar a própria vida ao transformar os pensamentos e a mente, além da importância dada à relação com o próprio corpo (74%) e ao aspecto financeiro (69%).

Como pode se observar, tal comparativo revela que a maioria das pessoas que se declararam infelizes consideram que a felicidade está ligada a aspectos externos. Tal fato é um grande indicativo que talvez possa explicar um dos motivos dessa infelicidade.

Sobre a importância do desafio que é a mudança de hábitos em geral, um estudo do Global Council on Brain Health[49] mostra que 40% das mortes nos Estados Unidos estão relacionadas a hábitos considerados imodificáveis, como: sedentarismo, tabagismo e ausência de acompanhamento médico.

Há dois anos passei pela experiência de querer aprender a andar de bicicleta, pois não havia aprendido quando criança. Após apenas três aulas, consegui. No mesmo curso de *personal bike*, havia um senhor de 70 anos, também disposto a aprender, e que também conseguiu. Essa é mais uma prova da plasticidade do cérebro, independentemente da idade.

Outro fato interessante é que algumas pessoas, ao me ouvirem contar essa história, se aventuraram a aprender outros esportes, como natação, vôlei e dança, e também conseguiram.

Você também é capaz de começar a aprender algo novo ainda hoje!

Ok, Mary, mas por que você está dizendo tudo isso? Porque também é possível criar novos hábitos para ser mais feliz, em qualquer idade, sem limites.

Como disse, é um desafio, mas longe de ser impossível. A seguir, vamos ver como mudar e criar novos hábitos.

A realidade é uma ilusão. "A realidade é meramente uma ilusão, ainda que bastante persistente".[50]

Mas, então como conseguir mudar hábitos, Mary?

Para conseguir essa mudança é importante saber que o que você pensa sobre o que você vê é o que estabelece a realidade do evento para você, e é isso que fica na sua mente.

> É importante você controlar o seu pensamento e
> a sua mente para sair das boas intenções de mudança
> e entrar em uma verdadeira ação para mudar.
> Você pode melhorar a si mesmo, quando for
> capaz de mudar a sua mente e o seu cérebro.

Para haver qualquer alteração você deve criar novas conexões e sinapses em seu cérebro. Depois de fazer isso, você vai perceber o mundo e vai se comportar de maneira diferente. E quando você enxergar o mundo de maneira diferente, sua realidade mudará.

É uma questão de treino de atitudes e mudança mental para ter uma nova percepção.

Para começar, saiba que o seu foco deve estar no que você quer e não no contrário, no que você não quer, pois onde você coloca mais atenção é onde sua mente vai estar e vai voltar sua energia para fazer acontecer.

Pode-se dizer que a sua realidade é resultado da sua percepção de mundo e o que você vê é afetado por aquilo em que você acredita.

Cada um olha os acontecimentos sob perspectivas diferentes. A sua visão é particular. Reflita sobre isso quando estiver diante de um fato. Será que o que você vê ou está ouvindo é exatamente o que está acontecendo? E porque isso deixa você feliz ou infeliz?

Estudos avançados da Física em escalas nanométricas quânticas, na Universidade Heriot-Watt, no Reino Unido,[51] com fótons – partículas quânticas que compõem a luz –, têm avançado nas conclusões de que não há "fatos objetivos", mas que a realidade depende de quem a vê.

Para Werner Heisenberg, um dos pais da mecânica quântica e que, em 1932, recebeu o prêmio Nobel de Física, "O universo não é feito de coisas, mas as redes de energia vibracional, emergindo de algo mais profundo e sutil".[52]

Pesquisas recentes sobre física quântica[53] descartam a ideia de um mundo objetivo e trazem a interferência do(a) observador(a) e de seu mundo interno na realidade que ele(a) vê, sendo essa a maneira como cada pessoa se relaciona com os fenômenos e acontecimentos da vida. Sob esse ponto de vista, é por meio do ato de observar e medir que as pessoas definem o que chamam de realidade. Segundo esses estudos,[54] as pessoas criam a própria realidade alterando o que é observado pelo simples ato de observar, daí que a satisfação com a realidade depende da interpretação individual.

Desse modo, a realidade, embora pareça muito concreta, é afetada pelo observador ou observadora (você), que a olha com base nas crenças e experiências já vividas. Então, o que você vê sofre influência, assim como seu pensamento define o que você vai sentir e ver em relação a qualquer fato, evento ou acontecimento.

Não acredita? Basta observar. Se um mesmo fato é visto e contado por duas pessoas diferentes, será descrito da mesma maneira? Ambas terão o mesmo sentimento em relação a ele? Claro que não! Por exemplo: recentemente, meu marido, que é médico, acompanhou a cirurgia de um amigo e tirou fotos para mostrar ao amigo depois. Ele veio me mostrar as fotos dizendo se tratar de uma linda cirurgia, "uma verdadeira obra de arte", e eu, que não gosto de ver cenas cirúrgicas, achei apenas chocante, sem encontrar nada de belo nelas.

Energia atrai energia

A física nos ensina que o corpo é formado por inúmeras pequenas partículas, átomos. Isso quer dizer que somos energia e vibração, que nosso cérebro trabalha em ondas e frequências, e que temos um campo de energia o tempo todo. Sendo assim, pensamentos e sentimentos também são energia e, consequentemente, a energia de nossas escolhas afeta a matéria e o ambiente ao nosso redor.[55]

Temos o poder de interferir na nossa realidade e, por isso, é importante controlar se estamos com a energia alta, positiva, baixa ou negativa.

Energia atrai energia, o que significa que a energia de outras pessoas pode influenciar a sua. Se estiver vibrando em uma frequência de energia positiva, atrairá uma espiral de positividade e a sua frequência vibracional irá repercutir e se espalhar cada vez mais. O contrário também é verdadeiro: se deixar a energia cair, deixar-se penetrar por vibrações negativas, a tendência é entrar cada vez mais em uma frequência vibracional negativa e passar a atrair mais pessoas ruins, insucessos, coisas e acontecimentos não tão bons, e repletos de negatividade.

Pessoas felizes, bem-sucedidas e prósperas, estão sempre em uma frequência positiva ou, pelo menos, sabem como retornar a ela quando surgem adversidades. Por esse motivo, existe a impressão de que atraem coisas boas. Mesmo quando ocorrem situações desagradáveis aos olhos de alguns, as pessoas felizes conseguem enxergar o lado bom, oportunidades e outras possibilidades.

É esse o caminho que você deve tomar, o da positividade.

Porém, você vai me perguntar: "Mary, como posso mudar minha frequência para a positividade?"

A resposta é simples, ainda que a ação seja desafiadora: mudando sua forma de pensar. Na prática, terá de alterar sua frequência e energia e, para isso, precisará transformar hábitos já enraizados no cérebro e substituí-los por novas conexões neurais, mudando suas atitudes. Isso tudo leva tempo e muito FEDDA, mas vale à pena.

Você precisa não apenas mudar a frequência interna para uma positiva, mas procurar se cercar de pessoas também positivas. Quando alguém está cercado de pessoas com energia negativa, que lamentam, culpam os outros por seus fracassos, reclamam da vida, consideram-se infelizes e carregam a vida com um fardo, sua vibração é afetada.

Portanto, escolha com cuidado as pessoas que tem por perto. Por exemplo, que tal sair de grupos de WhatsApp (ou pelo menos não ficar olhando o dia todo) e parar de procurar apenas notícias ruins?

Entendo que pode ser desafiador se afastar de pessoas negativas, em especial se forem importantes na sua vida (pai, mãe, filho(a), companheiro(a), marido, esposa, chefe etc.), e que, de certo modo, você pensa que é "obrigado" a conviver com elas (será?). É possível, porém, encontrar meios de rarear a convivência, limitar-se a enviar mensagens gentis, ou mesmo tentar influenciar essas pessoas com seu exemplo e comportamento, sendo educado(a) e positivo(a). Lembre-se de que sua vibração positiva contagiará o meio. Todos sairão ganhando.

O cérebro é uma máquina

Como mencionado, nosso cérebro funciona como uma máquina e enxerga através dos pensamentos. Assim como você precisa baixar programas e aplicativos para que um celular funcione, os pensamentos são como softwares. Isso nos torna responsáveis pelo que "baixamos" no cérebro, isto é, pensamentos, emoções, sentimentos e estados que vive.

Também é importante saber que grande parte das pessoas tende a passar muito tempo no passado, lamentando os erros, culpando terceiros e arrependendo-se; ou, no futuro, esperando acontecimentos que poderão vir ou não, apostando na loteria do "quando" ou do "e se" tiver mais dinheiro, um grande amor, casar-se, formar-se, encontrar um bom emprego. Assim, deixam de estar no presente, onde tudo acontece de fato.

Comece o hábito de olhar ao redor e perceber as pequenas coisas que são agradáveis, mesmo quando existem tristezas e reveses, preste atenção nisso. Viver com foco no passado é continuar carregando um peso que já não existe mais, é sofrer e padecer. Lamentar-se demais é viver no passado, com foco no que não mais está acontecendo. Criar expectativas em excesso é receita para a ansiedade, e viver muito no futuro, tentando antecipar o que você não sabe se acontecerá ou não, é antecipar sofrimentos e medos que, provavelmente, não vão ocorrer como você está imaginando.

Lembre-se que para criar um hábito é preciso mudar o pensamento, praticar e repetir as atitudes que o formarão. Porém, mesmo quando criamos um hábito, não significa que os antigos tenham desaparecido. Eles apenas permanecem inativos e, se não houver manutenção do novo, os antigos ressurgem.

Grande parte das nossas ações são resultado do inconsciente. Embora para Sanjay Gupta,[56] seja um mito que utilizamos apenas 10% do cérebro e que 90% são desperdiçados, a verdade é que, muitas vezes, não existe a total consciência do motivo pelo qual tomamos determinadas atitudes ou praticamos uma ação, daí os arrependimentos. Com isso em mente, você precisará se conhecer bem, saber como controlar os pensamentos e a mente para trazer o máximo do que está no inconsciente para o consciente.

Wataru Sato, neurocientista japonês, afirma que quanto mais você presta atenção em algo e em como você se sente em relação a isso, mais seu cérebro entende que é disso que você precisa e vai procurar atender a tal necessidade.[57]

Assim, se você se concentra em pensamentos, conversas, imagens e filmes negativos, lamentos, ruminações, desacelera o cérebro e a respectiva coordenação, tornando difícil para o órgão processar pensamentos e encontrar soluções. Sato comprovou que, quando sentimos medo, a atividade do cerebelo diminui e há um retardamento para processar novas informações e resolver problemas. Assim, deixamos de enxergar novas possibilidades, o que limita a capacidade criativa para solucionar desafios. Mais à frente, vou sugerir a troca do uso de algumas palavras com conotação negativa para outras mais positivas, apenas isso fará uma grande diferença nas suas atitudes do dia a dia.

O efeito do pensamento negativo é tão forte que pode afetar o humor, a memória e o controle dos impulsos, e levar você a agir

CRIAR E MUDAR HÁBITOS: A MULTIPLASTICIDADE DO CÉREBRO

de maneira inconsequente da qual, com certeza, se arrependerá e, assim, com novas culpas, vai se sentir ainda mais infeliz.

Saiba que as emoções que você sente, sejam positivas ou negativas, resultam do que você pensa em relação a como enxerga os acontecimentos da vida, ficam gravadas na sua mente e permanecem de tal forma enraizadas que podem afetar suas reações sobre outros eventos e sentimentos, até mesmo impedir que você seja mais feliz, tenha prosperidade e consiga realizar seus desejos.

Para mudar essa condição, é preciso passar a encarar o cérebro como a máquina que ele é – exatamente o que estamos falando aqui neste livro.

Por exemplo, a seguinte situação relativa à reação do cérebro à ilusão da realidade: quando você olha para seu prato de comida favorito e sente, de imediato, a boca salivar de tanta vontade. Em outro momento, mesmo que não esteja olhando para o prato, se começar a imaginá-lo, com riqueza de detalhes, sentirá a boca salivar da mesma forma. Quer outro exemplo? Filmes de terror. Você sabe que a situação não existe, são artistas interpretando atos em cenários montados, mas, mesmo assim, fica com medo, grita e fecha os olhos em algumas cenas.

Percebe como é importante compreender esse funcionamento do cérebro e como é poderosa a capacidade de mudar um pensamento? É aquele clichê: toda ação tem uma reação. Isso funciona tanto para pensamentos positivos como para os negativos. Quando você pensa em algo bom, até mesmo seu corpo reage de modo agradável, mas também acontece o oposto: diante de pensamentos negativos, suas reações tenderão à negatividade.

Em um estudo desenvolvido pela dra. Nakia Gordon, da Bowling Green State University, em Ohio, foi constatado que as pessoas podem sentir alegria ou tristeza ao imaginarem essas emoções e os tipos de movimento que surgem com o riso e o choro: "[…] as mulheres conseguiam sentir alegria ou tristeza simplesmente imaginando os atos

PRÁTICA DA FELICIDADE

físico de rir e chorar". O simples "imaginar-se rindo foi eficaz para reduzir o estresse e o choro imaginário reduziu a felicidade".[58]

Quando estamos estressados ou em uma emergência, por exemplo, nosso corpo libera cortisol para auxiliar o organismo a manter o bom funcionamento do sistema imune. Isso também acontece em uma situação de defesa. Entretanto, quando insistimos em pensamentos negativos, dá-se também essa liberação de cortisol, que pode chegar a níveis elevados e constantes, influenciando uma série de questões e ocasionando até problemas de saúde.

Um fato interessante sobre o cortisol é que é absorvido lentamente pelo corpo, enquanto a ocitocina – hormônio neurotransmissor de emoções como o amor e o bem-estar que levam a felicidade – é rapidamente absorvida. Daí a importância de precisarmos sempre produzir pensamentos positivos, momentos agradáveis e viver experiências que criem emoções positivas, e estar atentos aos momentos tristes para que não se prolonguem. Falaremos melhor sobre isso quando chegarmos ao capítulo 6.

Esse é um dos motivos pelo quais temos que mudar nossa mente para que produza apenas pensamentos positivos. Quando estamos na onda da positividade, seremos "atraídos" para acontecimentos positivos e nos sentiremos mais animados, teremos mais força e saberemos lidar, até mesmo, com acontecimentos não tão bons, pois a forma de olharmos para esses fatos terá mudado. Eles deixarão de ser problemas ou obstáculos para serem desafios a ser vencidos. Além disso, você encontrará soluções de modo mais rápido.

Mas, se você não nasceu com os genes da felicidade e tende à negatividade, não se desespere, não está com o veredicto final decretado para a infelicidade. É possível dar pequenos passos para mudar e adquirir novos hábitos. Você pode fazer um plano e estabelecer metas pequenas e atingíveis, mais à frente direi como. Tome como exemplo o lema dos Alcoólicos Anônimos (AA), "um dia de cada vez", e cada dia será um novo dia e um recomeço para praticar e, quando você se der conta, já terá criado um hábito positivo.

Os elementos essenciais para a mudança de hábito são: conhecimento, motivação e confiança. Entretanto, o mais importante agora é que você entenda que deverá ter convicção na mudança que procura implementar, caso contrário não sairá do lugar e não terá o FEDDA necessário para alterar a situação.

A necessidade de mudar nascerá em você assim que houver convicção do seu desejo e de que a sua vida não pode mais continuar como está. Se está insatisfeito(a), dê um basta e escolha agora a mudança.

Não é milagre, nem sobrenatural! É ciência!

Mudando atitudes, criando rotinas e transformando hábitos

Na pesquisa que fizemos, verificamos que 68% das pessoas felizes acreditam que a mente pode ser treinada para construir hábitos cerebrais mais felizes, mas apenas 47% das pessoas infelizes pensam assim. Por sorte, a maioria está correta.

Se prestar atenção, perceberá que a vida diária é feita de inúmeras atitudes que constituem a rotina e que acabam por se tornar verdadeiros hábitos, entrando em piloto automático. Aposto que assim que acorda, você pega o celular para olhar as notificações. Certo? Você pode mudar isso, é um hábito. Afinal, lembra-se de quando não existia celular? Ninguém fazia isso antes e não é preciso fazer agora. Sabia que essa simples atitude pode estar deixando você mais infeliz?

Quero que compreenda que, mesmo sem ter a certeza de que vai conseguir, basta repetir uma atitude dia após dia, durante um tempo, para criar ou mudar qualquer hábito. Quando aplicamos esse método à felicidade e incorporamos atitudes positivas na rotina, a vida muda em menos tempo do que você imagina.

Por isso reforço a importância de escolher ser feliz todos os dias.

A felicidade pode resultar de atitudes que se transformam em hábitos e pode ser construída a partir de ações conscientes e mudanças práticas no dia a dia. Enquanto você acreditar que é preciso encontrar um grande impulso de coragem para fazer uma mudança gigante do dia para a noite, ou ficar à espera de que algo aconteça, não conseguirá sair de onde está. Dê pequenos passos.

Charles Duhigg[59] afirma que os hábitos somente se alteram com a repetição do comportamento por um determinado período. Esse tempo varia de pessoa para pessoa e depende de qual atividade está sendo praticada, algumas são mais rápidas e outras mais demoradas. No entanto, a repetição deverá se dar por 15, 21, 40, 60 ou 90 dias.

Comece com quinze repetições algumas vezes durante o dia e, se for pouco, se dê um prazo maior, afinal estamos falando de alterar condutas de anos e décadas.

Calma! As atitudes são simples, rápidas e comuns, não tomarão seu tempo. Durante o treinamento, você conseguirá avanços e pequenas vitórias que reforçarão a ideia de que está no caminho certo.

Alterar hábitos requer esforço porque a mudança exige mais energia, e você precisará percorrer caminhos neurais diferentes das conexões já estabelecidas e nunca trilhadas. É necessário que você procure se lembrar de treinar as novas atitudes desde o acordar até a hora de dormir, assim construirá sua felicidade de modo mais rápido. Pode estabelecer horários e colocar alarmes para se lembrar.

Não é fácil, eu sei. É um desafio a ser vencido! Se não fosse, todos seriam felizes e realizariam tudo que desejam em uma vida de alegria. Porém, se não conseguimos produzir tais pensamentos por pura espontaneidade, devemos treinar para tê-los e para nos habituarmos a ser felizes.

CRIAR E MUDAR HÁBITOS: A MULTIPLASTICIDADE DO CÉREBRO

Para se criar um hábito, deve-se primeiro mudar algumas atitudes, depois repeti-las até que façam parte da sua rotina e se transformem em um hábito, repetido todos os dias sem sequer pensar, como olhar para o celular ao acordar ou beber água quando se tem sede.

Sorrir, por exemplo, é uma atitude que tem um resultado imediato e mágico para você e para quem está por perto. Se não estiver com vontade de sorrir porque se levantou desanimado(a), não desista, force-se a ter essa atitude, como se fosse um remédio que toma por obrigação e sabe que trará benefícios para sua saúde e felicidade.

Se começar o dia sorrindo para quem está ao seu lado, para quem encontra na rua, na padaria, no transporte e no trabalho, em pouco tempo perceberá que seu sorriso não será mais tão forçado, mas começa a ser natural. Você se sentirá muito melhor. É a lei da ação e reação e, como falarei mais adiante, sorrir libera hormônios que irão melhorar seu bom-humor. Teste e experimente.

Para se criar um hábito é importante exercitar o autocontrole

Ter autocontrole lhe permitirá identificar quando sua mente está navegando por emoções negativas, que nada acrescentarão à sua vida e que, além disso, ainda surtirão o efeito nefasto de lhe paralisar e impedir suas conquistas. Com autocontrole, você saberá identificar sentimentos ruins, como inveja, ciúme, ódio e procrastinação, que contribuirão apenas para desviar o foco dos seus interesses. Cada segundo gasto se distraindo com negatividade é um segundo perdido de investimento em você.

Para exercitar o autocontrole, busque identificar a origem dos pensamentos e, de imediato, pergunte-se qual é a utilidade e benefício deles. Uma simples pausa com duas ou três respirações profundas fará com que você reflita, reconheça o erro do pensamento, admita o que está acontecendo e, de pronto, procure corrigir o rumo. Não aja apenas por instinto.

Pode-se até mesmo dizer que a força do poder da mente está mais no poder do autocontrole sobre o que você pensa e na sabedoria de conseguir direcionar seus pensamentos para onde quiser, do que na simples capacidade de pensar positivo.

Invista em você para a construção da sua felicidade, mesmo que no início seja um esforço deliberado. Engaje-se em práticas e em atitudes que colaborem para uma vida mais significativa e melhor para você e para quem está por perto.

Você tem que se sentir bem e ter prazer ao longo do processo e não apenas no final.

Para ser feliz não é preciso nenhum acontecimento externo ou a presença de qualquer pessoa. Sua felicidade está dentro de você, e você é capaz de construí-la. Habitue-se a ser feliz todos os dias e seja feliz para sempre. Mude sua vida. Não espere ter coragem para ser feliz, comece ainda hoje a criar hábitos para construir sua felicidade. Logo mudará sua realidade, e coisas boas acontecerão a partir de então. Experiências surpreendentes virão, e você conquistará o que deseja.

"Não somos positivos porque a vida é fácil. Somos positivos porque a vida pode ser dura. Pessimistas não mudam o mundo. A história mostra que são os otimistas, os confiantes, os sonhadores, os realizadores e os líderes positivos aqueles que mudam o mundo", como diria Jon Gordon.[60]

Capítulo 4

Construindo a felicidade

**Por que pessoas próximas a você são
mais felizes, têm prosperidade e realizam tudo
o que desejam, mas você não?**

Agora que você já sabe o que é felicidade, que todos podem ser felizes, quais são as fontes da felicidade e que é possível mudar e criar hábitos, é importante saber também o que é preciso desenvolver em si para construir essa felicidade dentro de você.

Antes de passarmos à prática do **Treinamento da Felicidade**, contudo, você terá que identificar como percorrer as águas desse mar e levar seu barco rumo à felicidade por um caminho mais fácil e que lhe possibilitará ter êxito.

Seu nível de felicidade é o que fortalecerá seus recursos físicos, intelectuais, emocionais e sociais. Quanto maior for o nível de felicidade, mais realização e prosperidade haverá nos relacionamentos (familiares, amorosos e amizades), na área profissional e em relação aos bens materiais.

Mais feliz, você conseguirá realizar desejos, terá uma vida mais satisfatória e estará mais bem preparado(a) para enfrentar as adversidades, as grandes ondas e as possíveis turbulências que ocorrem no curso da vida.

Todas as mudanças geram expectativas, conflitos e resistências internas e externas. Talvez, você ainda não se sinta 100% preparado para seguir essa nova rota, o que é normal. Mas, quando sentir que continuar a construção de fontes internas de felicidade e seguir a sua trajetória rumo à mudança de hábitos é um desafio muito grande, lembre-se dos motivos pelos quais decidiu mudar.

Você não está bem como está, sua vida não lhe satisfaz e você não quer mais ficar estagnado(a), sofrendo por causa de alguns acontecimentos e deixando a opinião de outras pessoas interferirem nas suas decisões. Ou, mesmo que tudo esteja andando bem, deseja ter mais felicidade e está à procura de novas conquistas. Não quer mais ficar apenas olhando seu barco à deriva.

**Chegou a hora de arriscar e escolher mudar,
assumindo o comando da sua vida!**

A mentalidade dos vitoriosos

Durante muito tempo, pensou-se que o comportamento dos indivíduos, fosse ele bom ou mau, era resultado apenas do ambiente, das convenções sociais, da herança genética e das circunstâncias em que eles viviam, como a classe social, a raça, a economia do país e as condições de vida em geral. Entretanto, o comportamento do indivíduo também é afetado pelas memórias guardadas no inconsciente.

Para a professora de psicologia da Universidade Stanford e especialista internacional em sucesso e motivação, Carol Dweck,[61] o mindset é a atitude mental, a forma como cada um vê a vida e organiza os próprios pensamentos. Esse modo de encarar a vida faz toda a diferença para alguém ser bem-sucedido e explorar todo seu potencial.

Para Dweck, o mindset não é um mero traço de personalidade, é a explicação para o por que alguns são otimistas e outros pessimistas, pois o sucesso não está vinculado apenas a um talento ou a uma habilidade especial, é resultado do tipo de mindset.

Ainda de acordo com a especialista, existem pessoas com mindset fixo, que acreditam que a habilidade e inteligência são fatores imutáveis do ser humano, e aquelas com mindset de crescimento, que acreditam que o ser humano pode sempre ampliar as próprias possibilidades, qualidades e habilidades. Para estas, o conhecimento é contínuo.

Quem tem uma mentalidade fixa, portanto, tende a ser negativo, pensa que aprender é uma habilidade mais difícil do que é e, consequentemente, tem uma vida estagnada. Pessoas que não têm motivação para sair da zona de conforto permanecem frustradas. Isso nada tem a ver com inteligência, pois até mesmo aqueles que se acham inteligentes e superdotados, se têm uma mentalidade fixa, não conseguem se esforçar para enfrentar novos desafios. Por pensarem que já são inteligentes, acham que não precisam se esforçar, acomodam-se e, assim, não avançam para novos objetivos ou conquistas.

Por outro lado, quem tem uma mentalidade flexível, de crescimento, é positivo, otimista, disciplinado, persistente, acredita no próprio potencial, aprende com os erros, se empenha, não desiste e procura melhorar a cada tentativa. São pessoas que gostam de se aperfeiçoar, buscam desafios e sabem que, com esforço e treinamento, são capazes de realizar tudo o que desejam. Em geral, se tornam grandes líderes ou empresários de sucesso, pois conseguem superar relacionamentos ruins, situações desastrosas e ainda enxergar positividade na vida. Até mesmo quando um resultado não sai como o esperado, conseguem olhar a situação de modo diferente para encontrar um significado positivo, tirar proveito do acontecido e buscar outra solução.

Imagine a seguinte cena: você sai de casa de manhã e, ao deparar com seu automóvel, percebe que está com o pneu baixo. Em seguida, a caminho do trabalho, alguém bate no carro, o que provoca um atraso. Quando você chega, seu chefe chama sua atenção. Se não fosse suficiente, depois de tudo, à noite, ao compartilhar com seu(ua) cônjuge sobre o dia, ouve que a culpa deve ter sido toda sua. Como você se sentiria?

Se tem a mentalidade fixa, provavelmente irá pensar que nunca tem sorte em nada, que ninguém se importa com você, sentir-se injustiçado(a) e fracassado(a). No entanto, se tem uma mentalidade flexível, pensará que é necessário sair um pouco mais cedo de casa para evitar possíveis atrasos por causa de imprevistos. Conclui que precisa se prevenir e verificar a calibragem dos pneus com mais frequência. Não se sentirá tão afetado(a) pelas palavras do chefe, pois sabe que foi um caso atípico, uma vez que você sempre chega no horário e irá considerar a possibilidade de que seu(ua) cônjuge talvez não tenha compreendido a situação ou tenha tido um dia igualmente ruim e não soube escolher bem as palavras.

É claro que as pessoas com mentalidade flexível também ficam chateadas. O que quero que perceba é que, a partir dos mesmos fatos, elas são capazes de ter uma perspectiva mais positiva e pensamentos como *Ainda bem que foi apenas um pneu baixo* ou *O acidente não foi grave e meu seguro cobrirá os danos*. Têm flexibilidade para não se culpar nem culpar os outros, nem se lamentam ou se desesperam com imprevistos.

A chave para começar a construir a felicidade está nessa forma flexível de mentalidade. Na capacidade de enfrentar desafios sem sequer pensar que está fracassando. Pelo contrário, com a certeza de que se está aprendendo e de que é possível chegar a um resultado melhor.

Pessoas felizes têm mentalidade flexível e não ficam paradas ruminando um problema. Saem em busca de solução e, por vezes, reconhecem que um determinado fato foi até bom, afinal favoreceu

CONSTRUINDO A FELICIDADE

uma mudança ou trouxe uma conquista melhor. Sabem o próprio potencial, os pontos fortes e fracos, e que precisam se esforçar para cumprir seus sonhos. São autoconfiantes e, mesmo que leve tempo, têm paciência, determinação, disciplina e foco para aprender mais e alcançar seus objetivos.

Comigo isso sempre acontece! Já contei que quando meu primeiro casamento acabou, chorei por cinco dias e cinco noites. Depois, dei um basta, levantei-me e escrevi meu segundo livro de direito tributário. A partir de então, minha vida passou por uma mudança, um giro de 360 graus perfeito: pedi exoneração da Receita Federal do Brasil, depois de vinte e sete anos de serviço (já que não tinha idade para me aposentar), dei consultoria para o SEBRAE,[62] contribuí para a elaboração da Lei Geral da Micro e Pequena Empresa – inclusive, fui eu quem batizei a lei com esse nome –, depois comecei a advogar e abri escritórios em Recife e em São Paulo. Escrevi outros livros, comecei a palestrar pelo Brasil e por alguns outros países, e minha vida financeira melhorou. Ingressei em um outro mundo.

Essa percepção de que eu podia ser feliz apesar das adversidades foi o que me inspirou a escrever este livro e que me presenteou com uma reviravolta. Paralelamente à advocacia bem-sucedida, tornei-me especialista em felicidade. Esse é o motivo por que você tem este livro em mãos.

A forma de pensar é um círculo vicioso em que uma coisa leva à outra. Se você tem mentalidade fixa, não vai acreditar na sua capacidade de conquistar nem se preparar para obter mais conhecimento ou se esforçar. Ao primeiro revés, pensará que é um(a) fracassado(a) e permanecerá paralisado(a). A partir daí, mais pensamentos e ações negativas surgirão e irão apenas reforçar essa crença no infortúnio, e você mergulhará cada vez mais fundo no mar da negatividade.

No capítulo anterior, falamos sobre a plasticidade cerebral e a capacidade vitalícia que temos de criar hábitos. Pensando nisso, quem tem mentalidade fixa, portanto, não está fadado à negatividade para sempre.

97

A grande descoberta da neurociência e da psicologia positiva é que você pode mudar sua mentalidade ao concluir que tais pensamentos são apenas crenças que podem ser alteradas. Todos temos capacidade de nos desenvolver, criar habilidades e evoluir. É possível, porém, desafiador.

Fortalecendo o seu cérebro

Quando você aprende coisas novas, as minúsculas conexões no seu cérebro se multiplicam e se fortalecem, ou seja, quanto mais você desafia seu cérebro a aprender, maiores se tornam as células que o compõem. É nesse momento que coisas que você achava difíceis ou desafiadoras – ou mesmo impossíveis –, como falar uma língua estrangeira, fazer dieta, praticar exercício físico, aprender a nadar, deixar de fumar, andar de bicicleta, voar ou aprender matemática, parecem ficar fáceis. O resultado é um cérebro mais forte e mais inteligente, pronto para construir a felicidade.

Tome como exemplo os bebês. Eles nascem sem saber falar nem andar; são como um livro em branco com páginas que serão preenchidas com experiências, tudo será aprendido.

A pessoa adulta também nunca estará pronta. Sempre haverá uma nova página ainda a ser preenchida com erros, acertos e aprendizados. Esse processo requer autoconhecimento, tempo, treino e prática. Se você se acomoda e fica paralisado(a) é como se repetisse sempre uma mesma página ao longo de todo o livro.

Se assistiu ao filme antigo ...*E o Vento Levou* (1940) deve se lembrar que a personagem Scarlett O'Hara sempre se esquivava de tomar as atitudes importantes, escondendo-se e adiando a realidade com a frase "Não vou pensar nisso agora, vou pensar amanhã". Isso acontece com muitas pessoas reais.

Todo final de ano as pessoas decidem mudar e fazem resoluções para o primeiro dia do ano novo. Podem até começar a cumprir a promessa, mas pouco depois desistem, o entusiasmo passa e voltam a procrastinar. Por que será que isso acontece com tanta frequência?

Não se trata apenas de preguiça ou desinteresse. Apenas ter a intenção não significa fazer. Para executar e vencer o impulso do cérebro de se acomodar e poupar energia, será necessário ter autocontrole e muito FEDDA para fortalecer o cérebro para a mudança de mentalidade.

Talvez você esteja pensando que tudo isso parece óbvio e que já ouviu todo esse discurso. Se esse for o caso, por que, ainda assim, não consegue sair do lugar para enfrentar o desafio da mudança, apesar de ter a certeza de que ela é necessária para que você seja feliz e realize todos seus sonhos? A resposta pode parecer simples. Colocar um plano em execução é o desafio a ser vencido. Esse plano requer que você perceba, desenvolva e reforce também suas forças pessoais. Vamos conhecê-las?

Descubras suas forças pessoais

Suas forças pessoais são compostas pelo que há de bom em você. É o conjunto de pontos fortes, virtudes, talentos, habilidades e qualquer característica pessoal positiva. Estão presentes no modo como você pensa, sente, age e se comporta em todos os momentos. São o que e quem você é na realidade, na sua essência.

Identificar suas forças pessoais é importante para o seu autoconhecimento, o que será fundamental para reforçar a autoestima e construir a felicidade.

Martin Seligman,[63] autor do livro *Felicidade autêntica*, define as forças pessoais como as características psicológicas e os traços morais, como: coragem, bondade, justiça, originalidade, otimismo, prudência e humildade. Vale ressaltar que esses traços podem sempre ser desenvolvidos. É claro que existem algumas limitações, uma vez que nem todos nascem, por exemplo, com o talento para jogar futebol ou fazer música, no entanto, para Seligman, todos têm forças pessoais e basta descobri-las para escolher quando utilizá-las e como aperfeiçoá-las.

As capacidades pessoais podem variar de pessoa para pessoa e, também, ser treinadas – com determinação e disciplina. Quando praticadas, mesmo que exija algum esforço, fazem com que você se sinta muito bem, inspirado(a) e cheio(a) de energia.

Assim, quando você deseja algo ou quer mudar, mas sente que não sai do lugar, a primeira coisa a fazer é despertar a autoconsciência sobre si e se perguntar: *Quais são minhas forças pessoais e como posso utilizá-las adequadamente?* Se ainda não sabe quais são as suas, muita calma. Vou dar uma mãozinha.

O VIA Institute on Character é uma organização sem fins lucrativos dedicada a trazer a ciência das forças de caráter para todo o mundo. A partir de pesquisas sobre caráter, o instituto apoia pesquisadores e desenvolve ferramentas práticas baseadas nos pontos fortes de cada indivíduo.

Mesmo que você sinta que já se conheça bem, sugiro que faça o teste on-line no site. Há uma versão gratuita, que possibilita identificar quais são suas forças. Também há uma versão paga, mais aprofundada. Quando realizei o teste, confirmei que a bravura, a criatividade e a integridade são minhas principais forças, mas me surpreendi ao deparar com tantas outras que ainda não havia percebido.

São 24 forças possíveis: amor; amor ao aprendizado; apreciação da beleza; autocontrole; bravura; criatividade; critério; curiosidade; esperança; espiritualidade; generosidade; gratidão; humildade; humor; integridade; inteligência social; justiça; liderança; perdão; perseverança; perspectiva; prudência; trabalho em equipe e vitalidade.

APONTE A CÂMERA DO SEU CELULAR PARA O QR CODE E ACESSE O CONTEÚDO

Dentre todas essas forças pessoais, quero me aprofundar em uma das mais importantes para que você possa ter mais felicidade: a coragem, também chamada de "bravura" ou "valentia".

O corajoso também sente medo

Você já teve um desconforto ou sentiu um frio no estômago diante de um perigo iminente ou diante de um fato que ainda não aconteceu e que, na verdade, poderia nem acontecer? Já teve calafrios, suor nas mãos, sentiu o coração bater acelerado em uma situação de risco e ficou paralisado e sem ação? Já se conformou ou não reagiu a situações desagradáveis que tinha certeza de que não deveria aceitar? Sente ansiedade na véspera de uma prova, em uma entrevista de emprego, ou na expectativa de um encontro romântico?

Se a sua resposta foi "Sim" para qualquer uma dessas perguntas, saiba que você sentiu medo. O medo é uma reação natural e automática do cérebro que funciona para criar defesas em relação a possíveis situações de perigo – é o que garantiu a sobrevivência da espécie humana por muitos anos. No entanto, essa resposta passou a existir diante de situações que nem sempre são um perigo iminente, mas simples receios e preocupações.

É importante ter em mente que o medo não é o oposto da coragem. O contrário da coragem é, na verdade, a covardia, que está mais relacionada a fugir ou se esconder para não enfrentar uma determinada realidade. Ser covarde é não realizar qualquer esforço para fazer o que precisa ser feito.

E por que saber diferenciar medo de covardia é importante? Porque quando você deixa de agir, deixa também de saborear o prazer da realização de seus desejos e, consequentemente, adia a sua felicidade. Por isso, é necessário ter coragem.

Dr. Celso Charuri, autor do livro *Como vai a sua mente?*, explica que o nascimento da coragem vem por meio do conhecimento:

"Não ter Coragem é não ter conhecimento. Em princípio, não ter Coragem é não ter conhecimento ou ter conhecimento insuficiente".
Por exemplo, "Eu ponho uma luva de boxe na sua mão e falo: 'Suba no ringue!' Você fala: 'O que eu vou fazer com isso aqui?'. Você não vai, não! Se puserem um grandão na sua frente, você ainda fala: 'Eu não entro aí! Ele vai me matar!'. Mas, se você conhece a luva, se você sabe o que fazer com ela, se você tem muitos elementos de conhecimento daquilo, automaticamente você fala: 'Bom, eu subo. Posso até apanhar um pouco, mas eu...'. Nasceu o quê? Nasceu Coragem." "E de onde veio a Coragem? Do conhecimento que você experimentou, dos elementos que você tem para fazer o jogo da sua vida." "Por isso, geralmente, o medroso é fraco, porque a fraqueza é falta de conhecimento."[84]

Ter coragem é não recuar frente a uma ameaça, um desafio, uma dor ou uma adversidade. Não se deixar paralisar diante de desafios, da exigência de esforços e de tomar posições para não se deixar intimidar, é saber se posicionar e seguir as próprias opiniões quando tem certeza de que é o melhor para si, mesmo que tais opiniões sejam contrárias àquelas de parentes, pessoas próximas e amigos.

Quando tem coragem, você é verdadeiro(a), autêntico(a) e sabe agir com elegância, respeito e bondade, sem medo de magoar ninguém. É sobre ser você mesmo. Ser corajoso não significa sair de maneira despreparada, largando tudo em busca de aventuras inconsequentes.

Ao contrário: é saber se planejar e se preparar para fazer as escolhas melhores para sua vida.

Não tenha medo de errar. É melhor errar fazendo do que nunca sair do lugar. O erro faz parte do processo e é aprendizado. É uma lição para ser vivida. Se você magoou alguém, peça desculpas, agradeça, e siga em frente em uma nova tentativa, agora com mais experiência. Mude o curso do seu barco e siga nova rota.

Lembre-se que o corajoso pode até ter medo, como uma forma de proteção e autodefesa. Contudo, por não ser covarde e saber que precisa agir, ele toma cuidado, se previne, se prepara e age. Mesmo com medo, segue em frente, enfrenta a situação e faz o que tem que ser feito.

A minha maior força é a coragem, e eu nem precisava do teste para confirmar, pois sempre a reconheci e a faço valer, mas foi interessante ver a comprovação. Fui corajosa no meu divórcio, fui corajosa quando deixei uma carreira bem remunerada, segura, com aposentadoria tranquila na Receita Federal e parti para abrir meu próprio escritório de advocacia – claro, com planejamento e muito estudo antes de tomar a decisão definitiva.

Agora, com muita coragem, estou seguindo um novo curso e tentando contribuir para aumentar a felicidade de outras pessoas. Um novo caminho, diferente de tudo que já fiz até hoje. De novo, com preparo, muito estudo e adquirindo novos conhecimentos a partir de cursos e experiências.

A coragem vem do autoconhecimento, do seu objetivo e da importância que o alvo tem na sua vida e sobre seu sonho ou objeto de desejo.

A PRIMEIRA COISA A FAZER É DESPERTAR A AUTOCONSCIÊNCIA SOBRE SI E SE PERGUNTAR: *QUAIS SÃO MINHAS FORÇAS PESSOAIS E COMO POSSO UTILIZÁ-LAS ADEQUADAMENTE?*

Conhecimento e os 5 As fundamentais para criar coragem e agir

Agora que você já compreendeu que é possível criar coragem a partir do conhecimento, pode começar a, por fim, utilizar essas ferramentas para construir sua felicidade. Lembre-se de que, além de conhecimentos técnicos, você precisará encontrar os caminhos dentro de você. Questione-se, interrogue-se e pesquise, pois só você tem as respostas que procura.

Sabendo quais são suas forças pessoais, basta atrelar esse conhecimento aos 5 pilares fundamentais para se ter coragem, que chamo de 5 As:

Autoestima

Você se gosta? Quem é a pessoa de quem você mais gosta? A resposta tem que ser você mesmo. Com isso em mente, reflita: você é gentil, carinhoso(a) e bondoso(a) com você? Trata a si mesmo(a) tão bem como trata às outras pessoas?

Muitas vezes, a autoestima está ligada à imagem, à opinião e à avaliação positiva ou negativa que você faz de si mesmo(a), porém essa visão nunca é imparcial e real. Pode ser influenciada por emoções momentâneas e por crenças ensinadas pela família ou pela cultura do meio em que você está. No entanto, se você se conhece, se valoriza a si mesmo(a) e está seguro(a) de quem é, fica muito mais fácil confiar no próprio poder. Quem tem autoestima se sente preparado para a vida e suas exigências.

Nathaniel Branden, autor do livro *Autoestima e os seus seis pilares*, define a autoestima como:

1. A confiança em nossa capacidade de pensar e a confiança em nossa habilidade de dar conta dos desafios básicos da vida; e 2. A confiança em

nosso direito de vencer e sermos felizes; a sensação de que temos valor, e de que merecemos e podemos afirmar nossas necessidades e aquilo que queremos, alcançar nossas metas e colher os frutos dos nossos esforços.[65]

Segundo Branden, a autoestima não é um "dom que temos que reivindicar (talvez repetindo frases afirmativas). Pelo contrário, adquiri-la é conquistá-la ao longo do tempo." Para ele, "quase todos os problemas psicológicos – da ansiedade e da depressão à autossabotagem no trabalho ou na escola, do medo da intimidade à hostilidade crônica – são atributos da baixa-autoestima".[66]

A autoestima é fundamental para relações, realizações, saúde psicológica e pensamentos positivos. Também está relacionada à intuição, à criatividade, à independência, à flexibilidade, à capacidade de enfrentar desafios, à disponibilidade para admitir (e corrigir) erros, à benevolência e à cooperação.

Pessoas que têm autoestima costumam ser mais fortes, pois acreditam no próprio potencial físico, mental, emocional e têm consciência do seu poder de ação. Elas têm FEDDA e estão mais preparadas tanto para enfrentar marés altas, adversidades e turbulências, como para velejar com tranquilidade e prazer pelos mares calmos.

Para aumentar a autoestima, você deve se cuidar, acariciar, abraçar, mimar, presentear e elogiar. Ser gentil com você mesmo(a). Seja seu primeiro e principal amor, a primeira pessoa a se amar e a não depender da opinião de ninguém. Não se trata de egoísmo narcisista, mas, sim, de preservação e saúde mental.

Autoconhecimento

Ter autoconhecimento é ter consciência de si mesmo.

Quem é você? Quais são suas forças, seus talentos, suas virtudes, seus poderes e seus limites? Quais são suas fontes de insegurança e do que tem medo?

Considere que seus limites e suas fraquezas são os primeiros desafios a serem vencidos, não se deixe sucumbir. Trabalhe para reforçar suas virtudes.

Para começar a mergulhar no processo de se conhecer, você precisa identificar quais são suas características mais marcantes – os gostos, as inclinações, os padrões de comportamento e os sentimentos experimentados –, o que lhe faz bem e o deixa feliz ou não. Já parou para pensar no motivo por que você tem algumas atitudes que não lhe fazem tão bem? Ou por que você aceita ou permanece situações de abuso que lhe machucam e trazem infelicidade?

Conhecer-se é muito importante para a autoaceitação, sem culpas ou autocríticas. Você deve se sentir bem com o próprio corpo, aceitar seus limites e trabalhar para ampliá-los a fim de que tenha orgulho e admiração por quem é, por suas conquistas, por sua trajetória e por tudo que fez você chegar até aqui. Esse conhecimento do seu "eu" interior e a sua opinião sobre si mesmo(a) vão ter impacto direto sobre a construção da sua felicidade, do seu sucesso, da sua prosperidade, dos seus relacionamentos e sobre a realização dos seus desejos e das suas conquistas.

Autoconfiança

Você confia em si mesmo(a)? Confia nas suas ideias e está seguro de que sua opinião é a melhor para você? Suas decisões são as mais acertadas? Confia nas suas habilidades, qualidades e nos seus julgamentos? Está preparado(a), física, psicológica e mentalmente para vencer os desafios que a vida lhe apresenta?

Para aumentar a autoconfiança, é importante rever as decisões passadas. Refletir sobre as que você acertou e deram bons frutos e as que não foram tão eficientes. Pergunte-se sobre o que aconteceu e o que faltou, aprenda com os erros, considere-os lições e experiências. Estude, prepare-se tecnicamente e planeje antes de executar algum plano. Cuide de você e da sua saúde. O exercício físico também pode ajudar na autoconfiança, pois libera hormônios da felicidade, o que leva você a ficar mais otimista, confiante, satisfeito(a) e poderoso(a).

Autoeficiência ou autoeficácia

Qual é seu potencial? Você confia na sua capacidade de pensar? Quais são suas competências para atingir seu objetivo? Tem certeza de que já está preparado(a) e pode executar o seu plano para conquistar o seu desejo? Reflita. Se você tem um objetivo e ainda não está preparado(a) para enfrentá-lo, ir em frente pode gerar altas expectativas e aumentar as chances de falhar, gerando frustação e prejudicando sua autoestima. Identifique o que precisará aprender e praticar para conquistar seus desejos e ser mais eficiente e eficaz.

Ser eficaz é ser capaz de atingir seu objetivo, seu sonho. Eficiência é estabelecer a rota correta para que o objetivo seja atingido em menos tempo ou com menos recursos. Para ter autoeficiência será preciso se preparar técnica, física e mentalmente. Já para ter autoeficácia será preciso estabelecer um plano e metas que possibilitem a realização do seu sonho mais depressa e gastando menores recursos.

Autorrespeito

Você sabe o que seu coração quer e sente? Reconhece seu valor como pessoa? Você se deixa limitar ou intimidar por outros? Respeita suas vontades, seus desejos e seus sonhos? Respeita o que você não quer? Já fez ou faz algo contra a vontade? Aceitou uma situação ou esteve com uma pessoa contra sua vontade? Calou-se diante de grosserias e abusos? Usa as roupas que quer ou sempre está seguindo tendências? Depende da opinião de terceiros? Aceita companhias desagradáveis para ser educado(a) ou para não ficar sozinho(a)? Quais são os valores e princípios que você não admite que sejam violados ou qual é a barreira que não pode ser ultrapassada?

Quando você aceita manter qualquer relacionamento (seja ele familiar, profissional, romântico ou de amizade), quando você consente situações, quando acolhe opiniões ou ideias que não o(a) satisfazem ou que vão contra sua vontade, você está se conformando ou sendo violentado(a). Se conformar com o pouco que lhe dão (ou até mesmo com o que já tem) e ficar paralisado diante de determinadas circunstâncias pode ser catastrófico para sua vida.

Tenha respeito, antes de tudo, por você mesmo(a).

Mexa-se! Motive-se!

Esse é outro pilar importante na construção da felicidade.

> **A motivação é a energia e motivo pelo qual você inicia, mantém e direciona seu agir todos os dias e por toda sua vida.**

A palavra "motivação" vem da palavra "motivo", do latim *movere*, ou seja, mover.[67] É a maior e mais poderosa força que faz com que você avance para buscar o que quer para agir.

Então o que move você?

Qual é seu objetivo? Qual é a vida que quer levar? Por que se levanta todos os dias? Como deseja estar daqui a um, cinco, dez e trinta anos? Saiba que a motivação será bem maior quanto mais certeza você tiver do que quer e de aonde quer chegar. Você precisa ter clareza do seu objetivo.

É importante dizer que a motivação está ligada a recompensas e benefícios, à realização dos sonhos e do que você deseja – seja dinheiro, sucesso, relacionamentos, casamento, filhos, bem-estar, exercícios físicos, dieta, saúde ou paz.

Como diz Luiz Gaziri, "Tudo está ligado na bela dança entre a motivação e a felicidade".[68] Ele também nos lembra que tudo começa com uma escolha que irá gerar uma sequência de eventos e uma série de benefícios para você.

Por outro lado, tenha em mente que a maior motivação da sua vida deverá ser construir sua felicidade, pois é a partir desse estado de espírito que você conseguirá conquistar tudo o mais que desejar.

Uma das teorias mais conhecidas que tenta explicar a motivação das pessoas é a de Abraham Maslow,[69] um psicólogo que estabeleceu as prioridades humanas em uma hierarquia pirâmide. Nela, as necessidades básicas fisiológicas – como respiração, alimentação, ingestão de água, sexo, sono e excreções – estariam na base; a necessidade de segurança – do corpo, da mente, de saúde e emprego – estaria mais acima; em terceiro lugar, as relações: amizade, romance e família; depois, em quarto lugar, a estima – autoestima, confiança, respeito; e, por fim, no vértice da pirâmide estaria a realização pessoal, a moralidade, a criatividade, a solução de problemas, a ausência de preconceito e a aceitação dos fatos.

Alguns cientistas criticam essa teoria e demonstram não haver evidências de que realmente exista essa hierarquia.

Parece óbvio que a motivação para focar em outros objetivos será bem maior quando as necessidades básicas são atendidas, mas não há provas de que existe uma hierarquia que lhe dê maior motivação. Inclusive, já deparei, várias vezes, com pessoas que tiveram como fonte de motivação a total falta de atendimento das necessidades básicas. Por exemplo, como já citei, Viktor Frankl, diante da total escassez de tudo, no campo de concentração, teve como motivação a busca do sentido da vida.[70]

É muito importante encontrar motivação na vida. Pare um momento e tente se lembrar de algo que desejou muito, que não sentiu medo ou preguiça de ir atrás e alcançou. Com certeza você estava muito motivado(a), certo?

Quando eu estava trabalhando na tese de pós-doutorado, por exemplo, acordava às 4 horas da manhã, bem desperta e cheia de vontade de escrever, para terminar logo o curso. Agora, mais uma vez, enquanto escrevo este livro, cada vez que penso nele como um sonho que desejo realizar, me encho de energia. Fico imaginando a publicação, o lançamento, os possíveis leitores aproveitando as sugestões, as críticas... e, mesmo às vezes cansada fisicamente, acordo cedo e durmo tarde, mas não deixo de continuar a pesquisar e escrever. Isso sem parar meu trabalho de advogada, que também me motiva muito. Concilio tudo com a vida de recém-casada, de mãe de Carol e Marina, de avó de Bianca (o serzinho mais maravilhoso!), de amizades, diversão, viagens e cuidados com a vaidade pessoal. Com jeitinho, dá tempo para tudo!

A motivação está ligada ao nível de dopamina. Portanto, se você está desmotivado(a), pode ser que esteja com um nível baixo de dopamina, o que reduz o seu entusiasmo e a excitação. Por outro lado, se seu nível de dopamina está alto, você se sentirá bastante motivado(a), inclusive, para repetir comportamentos e criar hábitos.

Para que você não desanime ou desista, mantendo-se sempre motivado(a), é importante que, ao longo do percurso, estabeleça pequenas recompensas. Assim, encontrará prazer no curso do mar da vida. O processo de navegar rumo aos seus objetivos já deve lhe trazer felicidade, pois, às vezes, o objetivo final pode chegar muito rápido, encerrar em um piscar de olhos ou estar longe e demorar – e você não pode ficar esperando para ser feliz apenas quando esse instante chegar. A motivação tem que lhe acompanhar para que você prossiga em busca do seu sonho maior.

Você já esperou com ansiedade por uma festa? Passou meses se preparando, se estressando, correndo de um lado para o outro, animado(a) para chegar o grande dia e, em poucas horas, a festa começou e acabou, restando apenas as lembranças? Então sabe do que estou falando. Por isso, é necessário saborear todos os momentos dos preparativos, e não apenas a festa.

Se quer ser feliz, deve aprender a aproveitar e ter entusiasmo a cada passo, a vencer e comemorar as pequenas metas alcançadas, pois são elas que levarão ao objetivo final. Esse objetivo não precisa ser tão grande: pode ser qualquer coisa que você queira ter ou realizar. Se já jogou video game ou participou de algum jogo, sabe que cada etapa vencida é uma vitória e, ao final, a meta foi apenas ganhar alguns pontos mais.

É importante ter consciência de que você pode mudar seus objetivos a qualquer momento, então não precisa ter medo nem ficar inseguro(a) ao fazer escolhas. Nenhuma decisão é definitiva e, a qualquer tempo, será possível inovar, se renovar, mudar ou até mesmo ficar.

Estamos todos sempre evoluindo e em constante transformação. Busque inspiração e exemplos a seguir. Se tem mais de 30 anos, você é do tempo que não havia celular nem internet. Já pensou em como a tecnologia mudou a forma que as pessoas veem e conhecem o mundo? Tudo continua a mudar em grande velocidade.

Se sua maior motivação, seu objetivo final for a felicidade, será possível construí-la a partir de novas escolhas e de mudanças. No entanto, essa motivação deve ser consciente e ter como resultado a convicção de que é isso mesmo que você quer, pois é o melhor para você e o que vai lhe fazer mais feliz.

Propósito e significado de vida

Outro pilar para a construção da felicidade tem a ver com propósito e significado de vida. É fundamental que você saiba qual é seu propósito, ou seja, qual é o significado do que quer e qual é a importância desse objetivo na sua vida. Além disso, deve saber também

QUAL É SEU POTENCIAL? VOCÊ CONFIA NA SUA CAPACIDADE DE PENSAR? QUAIS SÃO SUAS COMPETÊNCIAS PARA ATINGIR SEU OBJETIVO? TEM CERTEZA DE QUE JÁ ESTÁ PREPARADO(A) E PODE EXECUTAR O PLANO? REFLITA.

qual é sua contribuição para a vida de outras pessoas, afinal não estamos sozinhos no mundo. O propósito de vida não precisa ser grandioso, mas precisa ser forte o suficiente para mantê-lo(a) motivado(a) para acordar todos os dias, disposto(a) e energizado(a).

Confesso que, durante algum tempo, também fiquei na dúvida sobre qual seria meu verdadeiro propósito. Até que caiu a ficha de que esse propósito está na contribuição e no valor que enxergo no que faço. Por exemplo, na advocacia, a cada caso que chega, vejo a oportunidade de corrigir uma injustiça, de contribuir, tanto para a arrecadação do Estado, como para que os clientes possam permanecer desempenhando suas atividades, gerando empregos e fazendo girar a economia do Brasil – para mim essa é uma grande contribuição.

Ainda assim, nos últimos anos, identifiquei também que isso era importante, porém, não mais suficiente para mim, então comecei a pensar em como contribuir para que outras pessoas pudessem ser felizes e ajudá-las a realizar seus desejos. Foi a partir daí que cheguei aqui, com meus estudos sobre felicidade e neste livro.

A verdade é que a maneira como você vê seu trabalho ou suas atividades mostra seu modo de encarar a própria vida como um todo e, se observar esses fatores, poderá concluir que já tem um propósito extraordinário.

Para Martin Seligman,[71] no livro *Felicidade autêntica*, você pode encarar seu trabalho (emprego) apenas como uma tarefa, ou seja, algo que executa apenas em troca de pagamento para que possa sustentar você e sua família. Outra opção é encarar o trabalho como uma carreira– nesse caso, além do pagamento, você espera reconhecimento e progresso profissional. Esta opção está ligada a um investimento pessoal mais profundo e, a cada promoção, você percebe mais prestígio, poder e aumento de salário. Por último, você pode encarar o que faz como uma vocação (missão), um compromisso apaixonado, e considerar que o que faz é uma contribuição para o bem maior.

Para Gaziri,[72] quando você modela o propósito do seu trabalho, "começa a desfrutar de uma maior autonomia, de ter controle sobre o seu destino, o que aumenta exponencialmente a sua motivação". É o seu verdadeiro propósito que irá lhe motivar a seguir em frente.

Com isso em mente, é célebre o exemplo de duas faxineiras de um hospital que, quando questionadas sobre o que faziam, uma respondeu que fazia apenas a limpeza dos quartos e banheiros e que, para isso, cumpria suas tarefas, que considerava de baixo nível, com um mínimo de esforço. Ou seja, ela tinha um emprego para receber uma remuneração. Já a outra respondeu que a limpeza que fazia ajudava a proteger a saúde dos pacientes para que se curassem logo. Ela realizava tarefas extras, como conversar com os pacientes sobre assuntos alegres, levava fotos e gravuras e procurava fazer com que se sentissem melhores durante sua estadia no hospital. Considerava importante o que fazia, como uma missão necessária a todo o processo de cura.

Percebe a diferença?

Em seus estudos sobre a velhice e longevidade, a Profa. Patrícia Boyle,[73] da Universidade Rush, identificou que o propósito de vida tem um importante papel não apenas em relação à felicidade e à motivação, mas que exerce papel fundamental sobre a direção e a intencionalidade para o estabelecimento de metas e decisões acerca do uso dos recursos pessoais.

Ter um propósito de vida contribui, sobremaneira, para diminuir o risco de mortalidade, desenvolvimento de Alzheimer, doenças coronarianas e cerebrovasculares, incapacidades e distúrbios de sono. Nessas investigações, foi descoberto que o propósito de vida auxilia nos desfechos positivos da saúde, da cognição, da regulação emocional, do bem-estar subjetivo e do senso de ajustamento, funcionando como variável moderadora ou como recurso de resiliência entre riscos, adversidades e boa adaptação.

Um grande exemplo de propósito e sentido da vida é o de Viktor Frankl,[74] que vale trazer de volta, pois, mesmo após ter passado e sobrevivido ao dramático e grande sofrimento, a humilhações em quatro campos de concentração nazistas durante a Segunda Guerra Mundial e de ter perdido toda a família, ainda assim, conseguiu sobreviver e encontrar a própria missão de vida. Com muita coragem, fundou as bases da logoterapia, mostrando que, para suprir o vazio existencial, seria preciso ter uma "plenitude de sentido". Para Frankl, "**O homem, por força de sua dimensão espiritual, pode encontrar sentido em cada situação da vida e dar-lhe uma resposta adequada**".

Cabe a você a escolha de como enxergar o que faz, se é apenas uma mera fonte de recursos para seu sustento ou se é uma missão que faz sentido como propósito de vida. Saiba que sua escolha terá um peso enorme sobre sua felicidade.

Mas o processo de construção da felicidade não requer apenas a busca por coragem, motivação, propósito e sentido de vida. Você precisará também ter muito FEDDA, o assunto do próximo capítulo.

Capítulo 5

O poder do FEDDA

**Por que, mesmo sabendo o que quer,
você não consegue realizar seus desejos?**

Chamo de **FEDDA** os cinco pilares que farão toda a diferença na sua vida para que você construa a própria felicidade: **Foco, Esforço, Determinação, Disciplina e Ação**. Em qualquer área, a diferença entre a vitória e o fracasso para se ter o que deseja está no **FEDDA**. Os cinco pilares andam de mãos dadas se você desejar realizar qualquer sonho.

Para ter coragem de mudar, permanecer motivado(a) e construir a felicidade, será preciso transformar sua vida e virar a chave da sua mentalidade. Para isso, será necessário reforçar, com muito **FEDDA**, as forças pessoais que você descobriu no capítulo anterior. Só assim conseguirá adotar e praticar novas atitudes, criar outros hábitos, e tomar consciência sobre si para liberar seu verdadeiro eu interior.

São as características do **FEDDA**, quer tenha talento, habilidade e capacidade inata ou não, que levarão você ao patamar aonde quer chegar. Como já mostrei, mesmo quem não tem talento ou capacidade para determinada atividade poderá adquiri-lo e ter êxito.

Por isso digo: é preciso ter FEDDA.

Está pronto(a) para aprender mais sobre cada elemento? Vamos lá!

Foco

Para fazer o que precisa ser feito, você precisa ter **Foco**.

Na física, Foco é o ponto onde se concentram os raios luminosos que passam por uma superfície transparente. Assim também é na vida real. Não acredita? Eu explico.

Quantas vezes você parou um trabalho importante ou deixou de fazer algo interessante por se perder em um turbilhão de pensamentos e sentimentos? Quantas vezes ficou de olho nas redes sociais, admirando a vida dos outros, de pessoas que muitas vezes você nem conhece de fato? É comum encontrarmos em restaurantes gente com os olhos fixos no celular, acompanhando a vida virtual de desconhecidos, sem focar na pessoa real que está à sua frente.

Ter **Foco** é estar concentrado e colocar atenção apenas no que você está fazendo no momento, ou no que quer, sem desviar a atenção com distrações. É a capacidade de manter a atenção, os olhos, os pensamentos e ações no caminho que você escolheu e que auxiliará na construção da sua felicidade. É a habilidade de exercitar o autocontrole.

Quando você tem sonhos, desejos e estabelece metas, mas perde o **Foco** e desvia a atenção voluntariamente ou, às vezes, até involuntariamente, a consequência é a frustração, que faz você permanecer onde está. Paralisado(a) em um lugar que não queria. Pode ser até uma fuga para não enfrentar suas reais vontades.

Praticar a atenção plena, mindfulness, fazer meditação ou, apenas, acalmar a mente por meio da respiração será importante para desenvolver **Foco**. Quando você tem **Foco**, sua atenção está voltada para o que é verdadeiramente importante.

> **O que lhe chama e ganha sua atenção
> é para onde você direciona seu Foco.**

Para conquistar a felicidade, é essencial manter o **Foco** positivo. Mantenha-o em eventos, situações, pontos positivos e pessoas certas, pois tudo no que focamos ganha força dentro de nós. Assim, por exemplo, mude o foco "do que eu não posso" ou "do que eu não sou capaz" ou "do que eu não tenho" para "o que eu posso, eu sou capaz ou do que eu tenho".

Incorpore essa maneira de ver e pensar, repetindo, inclusive, as frases positivas como um mantra. Aos poucos, elas irão produzir alterações nas suas conexões neurais.

Quanto mais **Foco** tiver, mais resultados benéficos alcançará. Para isso:

- Escolha suas prioridades;
- Tenha clareza do que quer alcançar;
- Fixe seu alvo na mente;
- Faça um planejamento de quais ações precisará executar para atingir seu objetivo;
- Estabeleça metas, prazos e prioridades;
- Aprenda a dizer "Não";
- Prefira estar em ambientes favoráveis e ter por perto pessoas que possam contribuir para seu objetivo;
- Não dê ouvidos a pessoas (ou afaste-se, é melhor) que agem para desviar você do seu objetivo, trazendo negatividade e desânimo que podem reduzir suas forças;

PRÁTICA DA FELICIDADE

- Não tente "abraçar o mundo" ao realizar várias tarefas que não contribuirão para que você se aproxime do seu objetivo.

Ter **Foco** é fundamental, mas não é suficiente. Para navegar nesse mar, você precisará também de **Esforço**.

Esforço

O **Esforço** é o que desencadeia a capacidade e o dom, transformando-os em realização. Para a autora Carol Dweck,[75] o **Esforço** é a chave do sucesso. No entanto, ela alerta que pessoas de mentalidade fixa pensam ou você tem uma capacidade, ou confia no esforço – isto é, são excludentes: se você tiver que se esforçar é porque não têm capacidade. Ora, se fosse assim, apenas os geniais seriam vencedores, concorda? Felizmente, a realidade não é essa, e quem não é gênio ou superdotado também pode ter sucesso e alcançar o que quer, basta se esforçar e treinar.

Por outro lado, quem possui mentalidade de crescimento pensa de modo diferente e sabe que até mesmo os gênios têm que se esforçar muito para conquistarem o que desejam. Portanto, não basta ter talento, será necessário se esforçar e trabalhar muito.

Pessoas de mentalidade flexível amam o Esforço, não veem o trabalho como um fardo e não se desgastam com ele, ao contrário, têm a consciência de que é esse Esforço que vai levá-las ao patamar desejado.

Na maioria das vezes, conseguem até enxergar benefícios nesse **Esforço** e ficam mais motivadas para executar a tarefa imprescindível à jornada. Veem cada oportunidade de se esforçar como uma etapa vencida e comemoram as pequenas conquistas.

Para ter êxito em qualquer coisa na vida, você terá que trabalhar e ter **Esforço**! Este é outro grande diferencial das pessoas felizes: elas já sabem que, mesmo que tenham ou não capacidade e talento, ainda assim terão que se esforçar para conquistar o que desejam.

Você já usou a frase – ou ouviu alguém dizer – "Fiz o melhor que podia" ou "Fiz o que deu para fazer"? Essa é uma desculpa para justificar que não houve **Esforço** o suficiente para se preparar para algo ou para treinar com empenho. Aceite que, se deseja algo, seja lá o que for, terá que investir em **Esforço**, até conseguir. Por exemplo, se deseja ter um bom emprego, terá que estudar, se esforçar e se manter atualizado. Se deseja ter um bom relacionamento, seja amoroso ou de amizade, precisará se esforçar para ser gentil, carinhoso(a), presente, se cuidar e cuidar do outro.

Sem **Esforço**, você desperdiça o talento que tem e as oportunidades que aparecem, pois apenas talento não é suficiente. Basta imaginar um esportista ou um músico. Quantas horas treinam, praticam e se esforçam para atingirem a excelência ou se tornarem campeões?

Se você está desmotivado(a) ou sem vontade de agir, será com **Esforço** que conseguirá seguir em frente. Por exemplo, imagine que deseja fazer exercícios físicos. Até se matricula na academia, mas acaba não indo. O que fazer? Você precisará se forçar a ir. Marque hora, não pense e, na hora fixada, troque de roupa e vá, mesmo de modo forçado. Não se deixe levar pelos pensamentos de autossabotagem que podem iludi-lo(a), como considerar cansaço, tempo frio, calor, sono. Lembre-se do seu objetivo e esforce-se para sair de casa. Quando estiver fazendo os exercícios, irá liberar os hormônios – **DOSEs de Felicidade** –, que atuarão em você ajudando a alcançar seu objetivo.

Vá atrás de realizar seus objetivos, não meça esforços para conquistar o que deseja. Para Roberto Shinyashiki,[76] quando você abandona o desejo, perde a capacidade de se apaixonar e, sem paixão pelo que faz, entra no modo acomodação, que leva à estagnação. Segundo ele, "o importante é programar o seu cérebro para ele gostar do que você gosta".

Para programar o cérebro, é necessário ter FEDDA, pois são essas ferramentas irão fazer você acordar todos os dias com coragem e motivação para ir e lhe mover na direção dos seus sonhos.

Quem se esforça não precisa ter medo de fracassar. É verdade que qualquer pessoa pode falhar, porém não ter êxito em algo que se deseja não é o fim nem uma condenação eterna. É apenas uma situação passageira que pode ser revertida com... adivinhe? Mais **Esforço** e dedicação. Aprenda a tirar lições dos erros e experiências não tão boas.

Você já observou atletas que vencem campeonatos? Eles treinam, treinam e treinam. Após perder a Copa da Inglaterra, em 1966, Pelé, o rei do futebol, disse que não voltaria mais a jogar Copas do Mundo, pois já tinha disputado três e já estava feliz com sua carreira. No entanto, após refletir que se estivesse em melhores condições físicas e não tivesse se machucado, poderia ter tido um melhor resultado, decidiu competir em outra copa mundial.

Ao postar uma foto em preto e branco em seu Instagram, declarou: "Esse sou eu depois que o Brasil foi eliminado da Copa do Mundo de 1966, na Inglaterra. Eu jurei nunca mais jogar outra Copa. A lição é que você nunca deve ter medo de mudar de ideia".[77] Então Pelé, já considerado rei, treinava como se fosse um juvenil, dando exemplo aos demais, pois comia o que era servido e inibia a todos de reclamar e perder o foco. Para ele, nada podia atrapalhar aquele time. Além disso, ele também apanhava sem reclamar em campo, e o Brasil foi tricampeão em 1970.

Para dedicar **Esforço** com a intenção de realizar um objetivo, será necessário identificar com clareza quais são as prioridades e os passos necessários a serem dados. Em 1906, o economista italiano Vilfredo Pareto, criou a fórmula "80/20", que ficou conhecida como a fórmula de Pareto, em que estipulou que 80% dos resultados dependem de apenas 20% das causas.[78]

Assim, quando você estabelece prioridades e faz um plano de ação correto e objetivo, deverá concentrar seus esforços em 20% das ações necessárias que realmente irão gerar maiores resultados. Portanto, a sabedoria está em identificar as reais prioridades contidas nesses 20% em que você deverá dedicar todo seu **Esforço**. Parece complexo? Veja abaixo algumas dicas práticas:

- Liste 5 prioridades para realizar seu objetivo;
- Elimine as 4 últimas e coloque seu **Foco** apenas na primeira, essa é a prioridade;
- Identifique os maus hábitos que afastam você do objetivo;
- Estabeleça um plano de ação, o mais detalhado possível, com dia, hora e o que será necessário para executar;
- Cumpra o plano, mesmo sem vontade, coloque **Esforço** para executar cada passo. Tente fazer isso de modo automático;
- Mude sua postura corporal. Mantenha a coluna ereta, os ombros para trás, o peito estufado para frente e a barriga contraída (a coluna reta deixa as pessoas mais confiantes);
- Crie um grito de guerra, algo do tipo "Eu tenho a força". Use a pose da Mulher-Maravilha, com as mãos na cintura, ou feche os pulsos e fique na posição do Super-Homem;
- **Aja!** Não hesite e comece a fazer o que tem que ser feito – se pensar e hesitar por cinco segundos, você tem grandes chances de desistir.

Se quer vencer qualquer desafio, ser aprovado(a) em uma prova, ter sucesso profissional e financeiro ou começar um bom relacionamento, vai precisar praticar, treinar e investir muito **Esforço**. Porém, não deixe esse **Esforço** pesar. Faça escolhas de atividades que sejam atraentes para você e cujas conquistas sejam recompensadoras.

Milagres até podem existir, mas, se prestar atenção, algo foi feito para as coisas acontecerem. Esse algo se chama **Esforço**.

Foco e **Esforço**, sozinhos, também não bastam. Além deles, será necessária a **Determinação**.

Determinação

A **Determinação** é o triunfo da força de vontade. É a característica daqueles que resolvem, decidem e agem. Quem é determinado sabe agir com precisão, sabe aonde quer chegar, sabe como e não hesita diante dos desafios. A pessoa determinada reflete, planeja e toma decisões baseadas na razão.

Embora se pareçam, **Determinação** e persistência são diferentes. A **Determinação** está relacionada às pessoas que são resolutas, indicam caminhos para a solução e permanecem firmes até alcançarem suas metas. Quem é determinado tem **Foco,** conhece a própria meta, sabe que precisa agir e não mede **Esforço** para alcançar um objetivo.

Se o rumo escolhido se mostra ineficaz ou não surte os resultados almejados, a pessoa determinada altera a rota e muda as metas para seguir por novos caminhos ou atalhos para seu objetivo. Pode até mesmo alterar ou ajustar o próprio objetivo antes que se prolongue demais.

Já as pessoas persistentes não desistem de seus propósitos, são constantes e têm perseverança. Não são atingidas tão fácil pelo desânimo ou pela preguiça. Podem até passar por momentos de cansaço, mas sempre se levantam e seguem em frente. Persistente é diferente de insistente. Os insistentes são teimosos e permanecem no mesmo ponto, repetindo as mesmas atitudes, mesmo quando já sabem que o resultado não será o esperado.

De qualquer modo, para atingir determinado alvo, é importante que as duas características (**Determinação** e persistência) andem juntas, pois, quando surgem turbulências no caminho, são elas que não deixarão você desistir. Ambas são resultado de uma mente focada.

As pessoas não nascem determinadas, porém podem desenvolver esse atributo a partir do estabelecimento de metas claras, reais e possíveis de serem alcançadas. Depois é só escolher os caminhos certos para obter o retorno desejado.

MILAGRES ATÉ
PODEM EXISTIR,
MAS, SE PRESTAR
ATENÇÃO, ALGO
FOI FEITO PARA
AS COISAS
ACONTECEREM.
ESSE ALGO SE
CHAMA ESFORÇO.

PRÁTICA DA FELICIDADE

Lembre-se que, para quem tem metas e sonhos grandes, será preciso ter a consciência de que os desafios e os preparativos também serão grandes. Nada é impossível, e você precisa saber que pode ter tudo o que almejar. A realização de grandes desejos dependerá da sua força, da sua vontade, da sua **Determinação**, de quanto **FEDDA** investir e da dimensão da felicidade que quer construir.

No capítulo anterior, falei um pouco sobre a importância da recompensa. É interessante perceber que a mesma regra vale para a **Determinação**. Se a recompensa está distante e será alcançada apenas depois de muito tempo, seu cérebro pode não se interessar por responder à necessidade de realizar o desejo. Por exemplo, se você é jovem e seu objetivo é passar no vestibular, se formar em Medicina, ser advogado, engenheiro, ou comprar uma casa, terá um longo caminho pela frente. Daí a importância de se criar metas menores e alcançáveis a curto prazo a fim de ter pequenas recompensas até chegar ao objetivo final.

Seu cérebro só decide gastar energia se perceber exatamente a importância do que você quer e o porquê de esse objetivo ser realizado. Qual é a satisfação que isso lhe dará? É fundamental saber a relevância que seus objetivos têm em sua vida.

Para exercitar a **Determinação**, você deverá praticar e executar algumas atitudes que contribuirão para o sucesso na realização dos seus desejos:

- Estabeleça um objetivo que realmente possa realizar;
- Esteja preparado física, técnica e mentalmente para a execução. Sem se exercitar e treinar, não é possível ganhar uma maratona de 50 km, certo? Então primeiro esteja nas condições necessárias para avançar e conseguir o que deseja;
- Faça um planejamento adequado de quais ações precisa executar;
- Seja persistente, não desista e não descanse até conseguir o que quer. Se necessário, crie atalhos e mude a rota;

126

- Não espere, comece já. Não dê tempo para que seu cérebro entre no modo resistente;
- Identifique o motivo da procrastinação caso ela apareça;
- Comece com pequenos objetivos para que você vá ganhando autoconfiança no seu poder de fazer e conseguir atingir grandes alvos;
- Crie, imite ou copie métodos que podem facilitar sua vitória;
- Procure exemplos de pessoas que já estão aonde você quer chegar;
- Tenha **Foco** e **Disciplina** para manter seu alvo sempre na mira.

Por falar em **Disciplina**, ela será uma grande aliada do **Foco**, do **Esforço** e da **Determinação**.

Disciplina

Você quer mudar ou alcançar um objetivo, tem foco, é esforçado(a), determinado(a), mas ainda assim não consegue avançar e atingir o alvo desejado? Será que você tem **Disciplina**?

Ser disciplinado é saber estabelecer e seguir regras e rotinas. É ser organizado(a), constante, firme e dedicado(a) às metas estabelecidas. A **Disciplina** é a "mãe do êxito". Quem é disciplinado(a) tem **Foco**, é esforçado(a) e determinado(a). Qualquer objetivo pode ser alcançado apenas se houver autodisciplina, pois é você quem estabelece as próprias regras e tem a responsabilidade de cumpri-las.

A **Disciplina** irá ajudar a evitar fugas, desvios, desculpas, desatenção, desconcentração, divagações e irá reforçar seu autocontrole quando surgirem adversidades ou distrações mais agradáveis, como ver um filme, papear com os amigos e amigas ou até comer um doce – se seu objetivo for emagrecer, por exemplo. Quem tem **Disciplina** pode até, em algum momento, deixar de seguir determinada regra, mas logo depois retoma a rotina estabelecida.

Ter **Disciplina** também é importante para a motivação. Porém, mesmo sem motivação, se você tiver **Disciplina** e se esforçar, poderá conseguir fazer o que tem que ser feito e se encher de motivação.

Comece com passos curtos e, aos poucos, você se sentirá cada vez mais motivado ao perceber os pequenos resultados e conquistas. Uma ferramenta interessante é usar a imaginação. Imagine e pense em situações ou cenários de conquistas que turbinem sua motivação.

Seus resultados estão diretamente ligados e são consequência da sua **Disciplina**. Portanto, se houver qualquer desobediência ou inconstância, o prejuízo será somente seu, pois retardará e aumentará o tempo para atingir seu alvo ou até pode tornar a conquista impossível.

Caso ocorram falhas, não se desespere. Esquecimentos, distrações e ligeiros afastamentos das regras não são uma condenação. Basta retomar e continuar de onde parou ou estabelecer novas regras mais flexíveis e mais simples de executar. É preciso ter paciência. O importante é atingir o alvo.

Para mudar e criar hábitos, é preciso ter muita **Disciplina**, constância e repetição de atitudes a fim de mudar sua mentalidade. Não existe caminho alternativo. Ter **Disciplina** ajuda muito em todas as áreas da vida: estudos, na profissão, na prática de exercícios físicos, na vida financeira e nos relacionamentos.

Um dos meus maiores desafios é praticar exercícios físicos. Especialmente quando tenho que voltar a treinar depois de uma longa viagem ou de algum tempo parada, como aconteceu depois da pandemia de covid-19, por exemplo. Sei a importância do treino para a saúde mental e física e para fins de vaidade (que é minha maior motivação), mas apenas saber não é o suficiente. Às vezes a preguiça e o *dolce far niente*, ou seja, o ócio prazeroso me atraem mais, embora reconheça que, em alguns momentos, também são importantes.

Ainda assim, como sou uma pessoa disciplinada, estabelecer uma rotina sempre me ajuda a retomar a prática, com hora marcada e um planejamento detalhado do que fazer. Por exemplo, às 8 horas da noite, às segundas e quartas-feiras, faça chuva ou faça sol, entro em ação sem pensar. Se pensar muito, posso desistir, então visto a roupa, calço o tênis e vou, muitas vezes sem querer, mas vou.

Quando chego e começo a me exercitar, a endorfina, a serotonina e a adrenalina começam a me recompensar, dando uma sensação de bem-estar e relaxamento. Sempre que isso acontece, penso: *por que precisei me esforçar tanto para vir e fazer algo que é tão bom?* O que importa é que tenho disciplina e persisto. Depois de um tempo, a rotina se transforma em hábito, reascendendo a conexão neural já existente da prática de exercício e passo a ir com prazer à academia, tendo em mente os benefícios vindouros e chegando até a sentir falta quando não treino.

Se você já é disciplinado(a), pode ser que, de repente, diante de um grande desafio, a **Disciplina** desapareça. Isso pode estar relacionado a uma meta muito alta, pesada e desafiadora, ou com uma recompensa que não seja tão motivadora, ou que vá demorar demais a ser alcançada. Esses fatores podem derrubar sua força de vontade. Confiar apenas na força de vontade pode ser um fator que reduz a capacidade de agir e contribui para a paralisação.

A **Disciplina** pode ser cultivada, treinada, conquistada e recuperada para que seja mantida sempre a seu favor na construção da felicidade.

Para ter **Disciplina**, você deve:

- Ter bem claro o seu objetivo e saber quais são as recompensas para o esforço de seguir regras e ter **Disciplina**;
- Estabelecer metas flexíveis. No começo, podem ser mais leves e é recomendado aumentar as exigências aos poucos para evitar o desestímulo. Ter apenas grandes metas, que exigem longo tempo, pode resultar em cansaço, desânimo e levar à falha na **Disciplina**;

- Criar etapas. Faça um passo a passo e, ao completar as etapas, sentirá satisfação e terá algo para comemorar;
- Refletir se sua meta é alcançável nas suas condições atuais, se é razoável e viável em relação ao seu ritmo de vida. Quanto menos esforço exigir, melhor será o resultado;
- Fazer um planejamento detalhado, definindo a programação e as ações que devem ser executadas. Coloque prazos e horários, revisite as metas de vez em quando e verifique se o planejamento ainda é adequado para o objetivo;
- Dar preferência a executar as tarefas sempre em um determinado horário. Lembre-se de que a repetição e a rotina ajudarão na consolidação do hábito;
- Estabelecer momentos de pausa na programação para que você possa fazer algo diferente que renove a energia. Ter alguns minutos de relaxamento não é perda de tempo, é investimento;
- Criar intervalos de lazer. Dê caminhadas, dance, cante ou ouça música;
- Ser organizado(a);
- Ter Foco e concentrar-se no seu objetivo.

Para finalizar a explicação sobre o poder do **FEDDA**, depois de encontrar **Foco**, **Esforço**, **Determinação** e **Disciplina**, você precisará de **Ação**. Sem isso, nada acontecerá.

Ação

Aposto que você conhece pessoas cheias de ideias e planos, mas que nunca saem do lugar, certo? Nada muda na vida delas. Perdem boas oportunidades e não realizam o que desejam. Isso acontece porque se perdem nas ideias. Sonham e fazem planos, mas não agem. Essa é uma das diferenças entre quem consegue o que deseja e quem não consegue.

A verdade é que algumas pessoas não desejam mudar, e permanecem sem agir porque acreditam que é o mundo ou as pessoas ao redor que devem fazer alguma mudança, então teimam em não agir.

Só existe mudança quando existe **Ação**. Quem age faz as coisas por si mesmo, independentemente da **Ação** de outros. Quem reage foi apenas influenciado pela **Ação** de outros, como uma resposta instantânea e automática. A vida de todos é repleta de uma infinidade de estímulos, porém as escolhas de como, quando e por que agir são sempre suas. Quanto mais sua ação for consciente e estiver de acordo com seu eu interior, mais realizações você terá e, consequentemente, mais feliz será.

As pessoas felizes veem desafios como forma de superação. Assim, enxergam novas possibilidades e entram em **Ação** em busca de solução.

A pessoa adulta faz o que tem que ser feito, mesmo que a **Ação** exija **Esforço** e trabalho. Não adia ou procrastina a **Ação**. Portanto, como alguém responsável pela própria vida, você precisa se esforçar para entrar em Ação mesmo que não esteja com vontade. Somente assim alcançará seus objetivos.

Mas devemos ficar atentos a algo que pode ser um vilão para a **Ação**: a procrastinação, o ato de protelar a realização de algo necessário. Se você vive atrasando ou prorrogando as ações importantes da sua vida, esse comportamento prejudica e impede você de conquistar e realizar seus desejos. Em um primeiro momento, o procrastinador pode até se sentir bem, porém, se esse comportamento começa a afetar os relacionamentos ou a profissão, por exemplo, podem surgir a culpa, a angústia, a ansiedade e a frustação, tornando-se um círculo vicioso.

Importante dizer que a procrastinação nem sempre acontece por preguiça. Deve-se estar alerta a possíveis causas psicológicas ou fisiológicas, como ansiedade, baixa autoestima ou questões hormonais.

Mel Robbins, no seu livro *O poder dos 5 segundos,*[79] mostra que todos passam por momentos de hesitação, porém, para evitar a procrastinação, devemos promover uma **Ação** em até cinco segundos. Se você deixa correr este tempo, deixa passar o impulso de agir. Você desiste e não mais vai fazer o que tem que ser feito. Ao aplicar o método em si mesma, a autora conta que, a cada ação que concluía, sentia a autoestima, a coragem e a determinação aumentarem.

Saiba que se você adiar algo para amanhã ou para a próxima segunda-feira, nada acontecerá de fato, então não procrastine. Entre em **Ação**!

Crie hoje mesmo um plano de **Ação** objetivo, claro e bem detalhado, e então cumpra-o. Siga um modelo organizado com passos e metas bem definidas. A partir de agora, se adiar algo para amanhã ou para a próxima segunda-feira, saiba que nada acontecerá. Comece fixando metas pequenas, esforce-se para cumpri-las e, mesmo que não se sinta motivado(a), vá em frente. Cada passo adiante será uma conquista e fará com que você se sinta mais confiante para dar passos maiores.

Defina quando, onde e como executar seu plano. Ele deverá ser claro de modo que lhe permita acompanhar a execução passo a passo.

- Saiba o que quer e aonde quer chegar. Faça uma lista de objetivos e estabeleça prioridades;
- Liste as tarefas a serem executadas;
- Decida as datas, os prazos e os horários. Defina os cronogramas;
- Crie uma representação gráfica dos passos e metas e fixe-o em um lugar bem visível a que você tem acesso fácil. Sugiro colocar no espelho do banheiro ou na tela do celular para que se lembre todos os dias do que precisa ser feito;
- Coloque no calendário do celular e ligue alarmes em cada data de vencimento do prazo que criou ou no horário em que deverá entrar em **Ação**;
- Utilize a imaginação e se visualize realizando seu objetivo.

Agora você já viu que precisa ter, aperfeiçoar ou desenvolver vários atributos para construir a felicidade está quase pronto(a) para começar o **Treinamento da Felicidade**. Antes, porém, é importante saber que você pode usar a química do seu corpo para aumentar seu poder e acelerar esse processo de construção.

Vamos juntos?

COMECE FIXANDO METAS PEQUENAS, ESFORCE-SE PARA CUMPRI-LAS E, MESMO QUE NÃO SE SINTA MOTIVADO(A), VÁ EM FRENTE.

Capítulo 6

DOSEs de Felicidade

Para ser feliz, é necessário aprender de uma vez por todas que nossa saúde mental tem ligação direta com a saúde física, e vice-versa. Portanto, você deve cuidar tanto da mente quanto do corpo para ter maior satisfação na vida e mais felicidade.

Nosso corpo é um complexo de órgãos, substâncias e sistemas que devem funcionar em perfeito equilíbrio. Qualquer disfunção em um determinado ponto reflete em todo o organismo.

As ações reguladoras dos hormônios – que são neurotransmissores mensageiros – atuam em diferentes partes do cérebro e são responsáveis pelos humores e pelo funcionamento do sistema nervoso. Essas ações ocorrem de modo tão natural e silencioso que são percebidas apenas em caso de desequilíbrio ou de doenças que afetam as funções das glândulas, que, por sua vez, passam a produzir mais ou menos hormônios.[80]

Eis a importância dos hormônios na vida de alguém: da junção de um espermatozoide e de um óvulo (duas células microscópicas), é gerado um novo ser e, a partir daí, essas células vão se multiplicando no ventre da mãe e formando todos os órgãos, um a um, até que tudo funcione em perfeita harmonia. Então, depois do nascimento, qualquer alteração nesse equilíbrio pode provocar situações indesejadas e até mesmo doenças que podem levar esse organismo a entrar em falência ou morte. Sou fascinada pela maternidade e pela geração de bebês na barriga das mães. Tenho duas filhas, meus grandes amores, e sempre digo que a mulher é a única fábrica de gente.

Para a PhD Loretta Breuning, até mesmo o sentimento de amor seria criado por meio de uma junção enorme de substâncias químicas da felicidade: dopamina, ocitocina, serotonina e endorfina. Segundo ela, essas substâncias químicas são extremamente importantes para a sobrevivência dos genes.[81]

Quando falamos em vida, sabemos que é normal ter episódios de alegria, tristeza, choro, preguiça, falta de motivação ou falta de interesse em fazer sexo, por exemplo. No entanto, vale lembrar que essas emoções reais podem estar ligadas não só a causas emocionais ou psicológicas, mas a reações químicas e fisiológicas decorrentes de desequilíbrios hormonais. Isso tudo pode ter reflexos nas suas emoções e alterar sua maneira de agir, reagir e de ver a vida, além de provocar emoções negativas que podem impactar sua felicidade se você não tiver desenvolvido seu estado de espírito da felicidade. Do mesmo modo, os momentos de alegria, bem-estar, animação, motivação, prazer, euforia e positividade podem ser influenciados pelos hormônios. É o que vamos mostrar neste capítulo.

Como as emoções acontecem no corpo

As emoções são externadas por meio de reações fisiológicas que podem resultar de fatores externos (eventos socioculturais, econômicos e geográficos) ou de fatores internos (endógenos), como a genética, a saúde física e mental, o biótipo, as glândulas endócrinas, os neurotransmissores cerebrais e os hormônios.[82]

"Há um triplo relacionamento mútuo entre sistemas nervoso, endócrino e imunológico, e as emoções estão diretamente relacionadas em uma via de mão dupla de influência. As emoções afetam os sistemas e os sistemas afetam as emoções."[83]

As substâncias responsáveis por essas reações atuam no encéfalo, na medula espinhal, nos nervos periféricos, na junção neuromuscular e na placa motora. Na prática, isso quer dizer que, quando você faz ou sente algo, ocorrem liberações de substâncias que levam a uma alteração no seu corpo que se inicia com uma mudança fisiológica, ou seja, uma liberação química, e resulta em uma resposta comportamental exterior. Essa ação é complexa e abrange vários processos e órgãos ao mesmo tempo, neurotransmissores e sistema límbico.[84]

Nossas emoções provocam respostas fisiológicas como a liberação de adrenalina, suor, mãos úmidas, face avermelhada, aceleração dos batimentos cardíacos e respiração ofegante. Podem ocasionar expressões corporais associadas a partes do sistema nervoso, como os lobos frontais, o sistema límbico, o córtex e a amígdala cerebral. A amígdala é associada a formas primitivas da existência, ou seja, aos instintos, e é comumente associada a emoções de paixão, tristeza, medo, raiva, processos ligados à sociabilidade, sentimento de defesa, autopreservação e comportamentos sexuais.

A amígdala cerebral tem um papel importante nas emoções, pois produz a primeira reação aos estímulos externos, antes que sejam detectados de maneira consciente no córtex pré-frontal, que é o lado racional do ser humano e onde processamos se uma ação é adequada ou não (como um filtro). Por isso, quando você reage de imediato (com choro, riso, raiva ou medo) a algum evento, sem autocontrole, "sem pensar", você pode estar tomado apenas pelo instinto da ação da amígdala, sem dar tempo de o estímulo chegar ao córtex pré-frontal para ser racionalizado e pensado.[85]

Daí a importância da velha regra de contar até dez antes de reagir a qualquer provocação externa. Como diz a música "Sua estupidez", de Roberto Carlos, "Meu bem, meu bem/ Conte apenas até três,/ Se precisar conte outra vez…".[86]

Em 1974, Donald Dutton e Arthur Aron,[87] psicólogos canadenses, fizeram uma experiência para demonstrar que o cérebro pode confundir as emoções de medo, atração e paixão. Como? Todas causam as mesmas sensações: batimento cardíaco acelerado, respiração ofegante e umidade nas palmas das mãos. O que varia é a excitação psicológica e o nome que se dá ao sentimento, o que pode levar à atribuição errônea da excitação e pode afetar os sentimentos relacionados à atração. O sistema nervoso simpático é o responsável por provocar mudanças no corpo semelhantes àquelas que sentimos quando estamos apaixonados.

Pensando nisso, são importantes as descobertas feitas pela phD Candace Pert,[88] neurocientista e farmacologista norte-americana. Foi ela quem estabeleceu a conexão entre mente e corpo e identificou as substâncias naturais encontradas no corpo que atuam como "remédios naturais", produzidos pelo nosso próprio organismo e que são capazes de curar dores e de causar emoções positivas.

Pert descobriu no cérebro o receptor de opiáceos, o local celular onde os analgésicos tanto podem aliviar a dor como criar sentimentos de euforia. Segundo ela, os "criadores de felicidade" do corpo – as endorfinas – ligam-se às células para tecer sua magia. Sendo assim, para a pesquisadora, temos uma verdadeira "farmácia na mente" e podemos gerar remédios (a preço bem econômico!) que são capazes de transformar nossa vida.

> "Toda mudança no estado fisiológico é acompanhada por uma mudança apropriada no estado emocional mental, consciente ou inconsciente, e reciprocamente, toda mudança no estado mental emocional, consciente ou inconsciente, é acompanhado por uma mudança apropriada no estado fisiológico."[89]

Como mencionei, os hormônios são substâncias vitais para o controle e funcionamento do organismo. Cada hormônio produz um resultado que regula as várias funções do corpo humano. Entre elas: o crescimento, o desenvolvimento, a vida sexual, o equilíbrio interno do corpo, a tristeza, a alegria, o humor, o prazer e o bem-estar. Todas contribuem, e muito, para a felicidade.[90]

A produção de hormônios (neurotransmissores) ocorre não apenas no cérebro, como no intestino, uma vez que os dois estão intimamente ligados e o bom funcionamento do intestino pode afetar profundamente o humor. O intestino, às vezes, até chega a ser chamado de "segundo cérebro", porque também produz bactérias e neurotransmissores, como a dopamina e, portanto, disfunções intestinais podem refletir no humor e no comportamento – de igual modo, algumas disfunções intestinais podem ter causa emocional.

Já deve ter ficado claro o quanto vale apostar nesses remédios naturais produzidos pelo corpo para ajudar na construção da felicidade, não é? A química será sua grande aliada a partir de agora!

É possível fazer com que o organismo produza antídotos naturais contra a tristeza, o medo, a raiva, a depressão, o estresse e a infelicidade. Inclusive contra a química do estresse, que ocorre quando você está diante de uma situação de ameaça e seu organismo reage com a produção e a liberação de hormônios, como a noradrenalina (norepinefrina), a adrenalina e o cortisol (hormônio do estresse), que possibilitarão a sua ação de defesa e sobrevivência.

Esse assunto é tão amplo e importante que sempre surgem novas áreas de estudo. Uma delas, por exemplo, é a neuronutrição, uma área da ciência voltada ao estudo dos efeitos e consequências da alimentação sobre o cérebro e os reflexos de uma alimentação saudável sobre a saúde mental. É fundamental conhecer quais são os alimentos que ajudam na produção dos hormônios que melhoram o bem-estar e aqueles que interferem ou reduzem nesse processo, pois determinados estados e humores podem resultar não apenas de fatos ou circunstâncias, mas da redução de certos hormônios, desencadeando um desequilíbrio hormonal. Por outro lado, se excessivos, podem afetar os sistemas do corpo e causar disfunções. Portanto, a palavra de ordem aqui é: equilíbrio.

Para alcançar esse equilíbrio, é preciso compreender melhor algumas reações químicas importantes do corpo.

A química do estresse

Enquanto emoção, o estresse é uma resposta física do corpo a um estímulo diante de situações de perigo ou que causam a sensação de ameaça, ou a raiva, o medo, o trabalho em excesso, as brigas e as discussões. O organismo "pensa" que está diante de um ataque e prepara o corpo para responder com uma ação física: enfrentar, correr, lutar ou fugir.

Para que isso aconteça, o organismo se encarrega de liberar hormônios e substâncias químicas, como a noradrenalina, a adrenalina e o cortisol. Foram essas respostas a situações de estresse que contribuíram para sobrevivência da espécie humana e são vitais para a defesa de qualquer pessoa.

No entanto, se o estresse permanecer por muito tempo, pode haver prejuízo à saúde.

O estresse prolongado, com a liberação excessiva dos hormônios do estresse, pode se tornar uma condição crônica e resultar no aumento do açúcar e da pressão arterial, causando risco de arritmias cardíacas, redução da libido e da imunidade, uma vez que diminui o trabalho dos leucócitos e deixa o corpo aberto a possíveis vírus e bactérias.

Diante de uma ameaça, o cérebro faz entrar em ação o sistema nervoso simpático: ramos de nervos que estão ao lado da medula espinhal. Como resposta, o organismo produz mais cortisol e adrenalina através das glândulas suprarrenais, e é aí que acontecem as reações físicas, como a aceleração da respiração e dos batimentos cardíacos, a sudorese nas mãos, possíveis contrações musculares e um aumento de pressão. Se o organismo está equilibrado e saudável, essas reações ao estresse desaparecem depressa e o corpo volta à normalidade.

O cortisol é conhecido como "hormônio do estresse" e está associado a uma resposta negativa do corpo às situações de tensão. Contudo, não é esse hormônio da ansiedade e do estresse. Na verdade, ele é o responsável pela preparação do organismo para reagir às situações de perigo, conforme já expliquei. Por outro lado, a baixa de cortisol pode causar danos à saúde, como insuficiência adrenal, fadiga, perda de peso e pressão arterial baixa. Daí a importância de controlar os níveis de cortisol.

Existem várias consequências danosas ao organismo quando o estresse permanece por muito tempo: cansaço prolongado, ataques cardíacos, disfunções da tireoide, disfunção erétil, queda do desempenho cognitivo, redução da capacidade de reprodução, problemas gastrointestinais, risco cardiovascular, rigidez muscular, ossos enfraquecidos, perda de memória, dificuldade de concentração, inquietação, pensamentos acelerados, visão negativa do futuro e pessimismo, além de queda de cabelo, problemas de pele, enxaqueca, problemas gastrointestinais, diarreia, constipação, azia, gastrite, náuseas, tonturas, problemas emocionais, irritação, mau-humor, solidão, choro fácil e infelicidade. Importante dizer que frente à situações de estresse prolongado, é fundamental procurar ajuda profissional especializada.

Não é à toa que o estresse é considerado o mal do século XXI. Tenho certeza de que você conhece muitas pessoas que relatam estar estressadas, em especial no ambiente profissional. Talvez você até seja uma delas. A correria do cotidiano somada aos diversos papéis que precisamos desempenhar também agravam esse quadro. Além disso, a grande quantidade de mídias, informações e a pressa do dia a dia têm contribuído muito para o aumento do estresse.

Segundo a Organização Mundial da Saúde (OMS),[91] cerca de 90% da população mundial sofre de estresse. No Brasil, a preocupação também é grande, pois, de acordo com a Associação Internacional do Controle do Estresse (ISMA),[92] já somos o segundo país do mundo com o maior nível de estresse.

Mas há um lado positivo: o estresse pode funcionar como uma mola propulsora para a motivação e uma força assertiva para obrigar você a partir em busca de alternativas, possibilitando mudanças e transformações ou funcionando como o impulso necessário para agir em determinado momento.

É natural, por exemplo, ocorrer estresse em situações como: uma prova, uma entrevista, mudança de emprego, um cumprimento de prazo, uma apresentação em público, um primeiro encontro romântico ou outras situações similares. Diante dessas circunstâncias, contudo, o estresse deve ser passageiro, e o organismo deve voltar à normalidade rapidamente.

Tendo em vista que, na maioria das vezes, o estresse pode trazer malefícios à saúde, como combatê-lo, então? É necessário criar estratégias para controlá-lo, e você pode fazer isso aumentando a positividade, praticando mais atividades prazerosas, relaxamento e meditação, fazendo pausas nas tarefas exaustivas, viajando, praticando exercícios físicos, melhorando a qualidade do sono e colocando-se, deliberadamente, em situações divertidas que encorajem alegria e risos. Divirta-se, procure manter relacionamentos bons e saudáveis.

Seu plano de ação contra o estresse deve incluir a prática de atividades que provoquem a liberação dos hormônios da felicidade. Assim, conseguirá colocar em ação a química da felicidade – é sobre isso que vamos falar a seguir.

A química da felicidade

Desde o início do livro venho repetindo que a vida é como um mar em que todos navegamos, ora com ondas altas, ora com ondas baixas, ora tranquilidade. Ao longo da vida, podem ocorrer situações desafiadoras que, quando acumuladas, se tornam um verdadeiro tsunami de emoções. Perdas, rompimentos amorosos, desastres, problemas de saúde, traumas, desemprego ou pandemias são situações pelas quais todos passamos, e é perfeitamente natural termos que enfrentar lutos e traumas. Esses eventos podem alterar os níveis hormonais, o que pode afetar as emoções.

Com base nesses dados, quero demonstrar que a química do corpo pode se tornar uma grande aliada e que você pode utilizar como uma receita para a felicidade. Ela servirá para ajudar você a retornar ao seu nível normal de estabilidade após um período de estresse ou simplesmente para que você possa encontrar mais felicidade no dia a dia.

A química da felicidade acontece quando os hormônios, neurotransmissores e mensageiros do corpo carregam mensagens nos espaços entre as células nervosas e são liberados na corrente sanguínea, agindo, assim, sobre o organismo e controlando desde o funcionamento do corpo até as emoções e o que você sente. É possível utilizar esse processo a seu favor.

Aproveite os "remédios" naturais que seu organismo produz na sua "farmácia da mente" para combater e superar as emoções e os sentimentos negativos. Mas é claro que, caso os sintomas persistam por períodos prolongados, deve-se procurar ajuda médica ou terapêutica profissional.

Aqui, o autoconhecimento é fundamental. Certa vez, percebi que estava enfrentando episódios de tristeza. Estava com menos energia, sem que nada "anormal" estivesse acontecendo. Então procurei minha médica, especialista em medicina ortomolecular e antroposófica e, após vários exames, ela detectou que eu estava com hipotireoidismo. Fui medicada e retornei ao meu pique e alegria habituais. Para me manter com total energia e conseguir colocar em prática tantos projetos há anos, também faço reposição hormonal com acompanhamento médico.

Nossos hormônios afetam o corpo e as nossas emoções.

A PALAVRA DE ORDEM AQUI É: EQUILÍBRIO.

A liberação de hormônios que são DOSEs de Felicidade: atividades e alimentos

Os hormônios neurotransmissores **Dopamina, Ocitocina, Serotonina e Endorfinas** (por isso, nomeei como **DOSE**) são conhecidos como "quarteto da felicidade", pois desempenham importantes funções no organismo e contribuem para promover alegria, bem-estar, prazer e felicidade, que atuarão como antídotos para reduzir a tristeza, o estresse, a depressão e a ansiedade.

A Neurociência e a Psicologia positiva comprovam que é possível estimular a produção desses hormônios ao adotar pequenas mudanças de estilo de vida e de comportamentos. A prática de atividades simples, quando organizadas em um método – como mostrarei mais adiante –, poderão fazer com que você se sinta mais feliz.[93]

O que quero que você saiba é que a prática regular e repetida de determinadas ações provoca a liberação desses hormônios e, quando aliadas a outras atividades – que irei apresentar logo mais –, terão um grande efeito sobre seu corpo, auxiliando na criação de novas conexões neurais e auxiliando seu cérebro para que você seja mais positivo(a). Por consequência, será possível mudar sua forma de ver a vida e você ter mais facilidade para construir a felicidade.

Praticar as atividades com regularidade e ingerir alimentos que liberem **DOSEs de Felicidade** serão um grande auxílio quando for necessário atravessar tempestades ou preservar a felicidade alcançada. Lembre-se da importância da repetição. No caso dos alimentos, não basta comê-los esporadicamente, é importante que sejam introduzidos na dieta regular.

Os hormônios das **DOSEs de Felicidade** são substâncias químicas produzidas pelos neurônios – alguns também pelo intestino –, que regulam o humor e a liberação de outros hormônios que ajudam a promover sentimentos de positividade e bem-estar. Quando chegam ao cérebro, este pode atingir o desempenho máximo, proporcionando sensações de prazer, alegria, bem-estar, euforia e felicidade. Em algumas dessas atividades, você pode contar ainda com a adrenalina como um neurotransmissor que colaborará para seu bem-estar e sua felicidade. As **DOSEs de Felicidade** são transmitidas para todo o corpo e podem alterar positivamente seu comportamento, a forma como você vê os acontecimentos e suas reações frente aos eventos e até mesmo a própria vida.

A partir de agora, vamos explorar mais a fundo cada um dos hormônios que compõem as **DOSEs de Felicidade**.

Dopamina

Esse hormônio que desempenha várias funções no cérebro e pode ser produzido também no intestino. É um neurotransmissor com importante papel no sistema de motivação e recompensas. É associado ao prazer, às sensações agradáveis, ao aprendizado, à memória, à atenção, aos movimentos e à resposta emocional.[94]

Quando lançada em grandes quantidades no organismo, a dopamina ajuda na motivação, na regulação da cognição, na memória e no humor, para que, assim, você possa executar e repetir determinado comportamento, inclusive fornecendo recompensa e fazendo com que tal ação entre na sua rotina como um hábito. No entanto, se o nível de dopamina está baixo, pode haver perda de prazer, apatia e redução do entusiasmo e da motivação até mesmo por coisas que antes o excitavam.

Mas como aumentar nossos níveis de dopamina?

Primeiro, esteja atento ao seu estilo de vida, ao sono e à prática de exercícios. Tome sol e cuide da alimentação. Organize tarefas, acompanhe metas e comemore o que já conquistou. Faça meditação. Todos esses fatores têm grande influência na produção da dopamina e, por consequência, sobre seu humor e comportamento.

O efeito do sol sobre o organismo é bastante interessante. Já parou para prestar atenção nisso? Eu, por exemplo, quando estou em lugares mais frios, ou até mesmo em São Paulo nos dias mais cinzentos, me sinto mais lenta e demoro mais para acordar. Sinto reduzir aquela energia que tenho quando estou em Recife, onde me levanto às seis e meia ou sete horas da manhã, já lépida, fagueira e com todo o pique, pronta para começar mais um dia de muitas atividades.

Essa sensação decorre dos efeitos da luz solar no organismo. Sabe-se, por exemplo, que a exposição à luz solar (raios ultravioletas) por pelo menos trinta dias seguidos pode aumentar naturalmente a produção de dopamina. Existem, inclusive, alguns estudos que afirmam que até mesmo sessões de bronzeamento artificial podem surtir o mesmo efeito. (Mas não se esqueça: em qualquer dos casos, é importante se proteger para evitar câncer de pele!)

A luz solar é um importante catalizador de dopamina e serotonina. O Transtorno Afetivo Sazonal (TAS) é uma disfunção que acontece em pessoas que vivem em países muito frios ou que enfrentam um inverno rigoroso com pouca exposição ao sol. Faz com que algumas pessoas se sintam tristes ou depressivas.[95] Será que é por esse motivo as pessoas do norte e nordeste brasileiro vivem mais sorridentes?

Além do sol, a alimentação também tem um papel importante na produção da dopamina. Existem dietas e uma gama de alimentos que podem ajudar você na regulação do intestino e que são ótimas para impulsionar a produção, de modo natural, da dopamina.[96]

Consumir probióticos (bactérias e micro-organismos vivos do trato digestivo) é importante para o bom funcionamento do intestino e pode impactar no humor e no comportamento. Algumas sugestões são: lactobacilos, iogurte natural, kombucha, vinagre balsâmico, picles, alimentos fermentados à base de soja, maçãs, dieta prebiótica, fibras, raiz de chicória, dente-de-leão, alho, cebola, alho-poró, aspargo, banana, abacate, aveia, cacau, semente de linhaça, farelo de trigo, algas, orégano, chá verde, carne, frango e melancia.

Outra dica é comer todos os tipos de feijões, especialmente o feijão de veludo ou o feijão-da-flórida cozido em pequenas quantidades e favas, pois são fontes de L-dopa, uma molécula precursora da dopamina.

Reduzir as gorduras saturadas ajuda a melhorar a saúde em geral. No entanto, pensando na liberação de dopamina, a ingestão em grande quantidade desse tipo de gordura pode interferir na produção do hormônio e, inclusive, alterar a memória. Sendo assim, evite consumir manteiga, gordura de laticínios, óleos e gordura natural em excesso.

Você pode complementar a dopamina a partir de vitaminas, minerais, ferro, folato, vitaminas B6 e D, magnésio, compostos com tirosina, curcumina, Ginkgo biloba, ômega 3 (óleos de peixe), cafeína e ginseng. Não deixe de conversar com um médico ou nutricionista sobre o assunto antes de incluir esses alimentos na dieta.

Ocitocina

Chamado de "hormônio do amor" ou "droga do amor", é produzido pelo hipotálamo e liberado na corrente sanguínea a partir da neuro-hipófise e da glândula pituitária. São encontrados receptores de ocitocina em células de todo o corpo. Esse hormônio exerce importantes funções no organismo e nas sensações de prazer e afeto.[97]

É essencial, por exemplo, nas funções da maternidade: para o parto, a amamentação e a forte ligação entre pais e filhos. A ocitocina estimula e aumenta as contrações uterinas durante parto e, em casos de trabalho lento, às vezes é aplicada externamente para acelerar o processo. Após o nascimento do bebê, a ocitocina ajuda a mover o leite dos ductos da mama para o mamilo e promove a ligação entre a mãe e o bebê. Inclusive, em casos de baixa produção de leite, muitas vezes há recomendação médica para o uso de spray nasal de ocitocina. No cérebro, a ocitocina produz um comportamento mais maternal.[98]

A ocitocina pode, ainda, ajudar a promover confiança e empatia, e tem reflexos na construção de vínculo nos relacionamentos com outros seres humanos. Os níveis de ocitocina aumentam quando se pratica atividades em grupo ou com contato físico como toque, abraços, beijos e carinhos.

Por exemplo, quando as pessoas se apaixonam, na excitação e na relação sexual, há grande produção de ocitocina, que pode chegar a níveis extremos e levar a uma maior sensação de bem-estar, o que explica o grande prazer desses momentos. Não é apenas sobre receber amor, mas especialmente sobre quando se dá amor, abraços e beijos.

Também pode haver aumento de ocitocina na interação com animais, tanto para os pets como para os donos. Você não precisa ter um cachorro, mas pode se beneficiar da liberação de ocitocina com gestos de carinho com qualquer animal simplesmente ao coçar a orelha ou pegá-lo no colo.

Por outro lado, quando há uma redução na produção da ocitocina, podem surgir sintomas de tristeza, ansiedade, depressão e até depressão pós-parto. O cortisol e a testosterona em excesso podem reduzir a liberação da ocitocina.

Uma alternativa para aumentar os níveis do hormônio é fazer exercícios, ouvir música, cantar em grupo, fazer massagem ou dar risadas com pessoas queridas.

Quanto aos alimentos que podem ajudar a aumentar o nível de ocitocina, algumas sugestões são: ostras, figos, pimentas, proteínas em geral, peixes (o mais rico em triptofano é o salmão, mas pode ser substituído pela sardinha), aves, ovos, leite e queijos, aveia, sementes de girassol e de abóbora, tâmaras secas, amendoim, gergelim, grão de bico e amêndoas. Comer chocolate também pode encher você de sensações prazerosas porque ele tem teobromina, que aumenta a produção de dopamina, porém cuidado com o exagero na ingestão de calorias: prefira o chocolate do tipo amargo. Ao comer chocolate, você sentirá imediata sensação de prazer, mas que logo passará e, se tiver tendência à compulsão, pode ficar com vontade de comer mais.

Serotonina

A serotonina é um dos neurotransmissores mais importantes, pois apresenta diversas funções e muitos receptores. Grande parte é produzida no intestino. É considerada um estabilizador de humor, uma vez que possui forte efeito sobre o sono, o apetite, a digestão, a aprendizagem, a memória, a diminuição do estresse e o desejo sexual. Também auxilia na formação e manutenção dos músculos, no emagrecimento e no controle da ansiedade. Produzir mais serotonina pode melhorar o combate à depressão e, até mesmo, contribuir para uma vida mais longa.[99] A falta de serotonina está associada a transtornos depressivos, alimentares, sexuais e do sono.

Existem várias maneiras aumentar o nível de produção natural de serotonina. Passar tempo ao ar livre e procurar estar exposto à luz solar e aos raios ultravioletas por pelo menos quinze minutos algumas vezes na semana, por exemplo, pode ser de grande ajuda. Experimente fazer caminhadas e passeios em parques, na praia ou visitar pontos turísticos da cidade.

Assim como já falamos sobre a dopamina, a luz solar também age no estímulo de produção da serotonina, nesse caso, como resultado da transformação da melatonina – hormônio produzido durante o sono –, pois existem, na retina, receptores ativados pela luz solar.

Um exemplo da importância da serotonina é tem relação com a TPM (tensão pré-menstrual), uma vez que esta pode estar ligada à queda nos níveis de serotonina que atuam no cérebro, o que acaba provocando sintomas de depressão pré-menstrual, mau-humor, fadiga, irritação, desejo incontrolável por comida, instabilidade no sono, déficit de atenção, hiperatividade e fadiga crônica.

A serotonina é sintetizada através do triptofano (aminoácido que compõe as proteínas) e que pode ser encontrado em alguns alimentos, como: ovos, queijo, abacaxi, tofu, salmão, nozes e sementes, amêndoas, amendoim, tomate maduro, castanha do Pará, aveia, tâmaras secas, gergelim, grão de bico e chocolate amargo. Mas atenção: alimentos ricos em carboidratos fazem com que o corpo libere mais insulina, o que pode absorver o triptofano e burlar seus efeitos sobre a serotonina. Como sempre, a moderação é a chave para que resultados positivos sejam alcançados.

Para impulsionar a serotonina, também devemos praticar exercícios físicos, olhar fotos antigas que tragam momentos felizes e, até mesmo, manter uma dieta rica em fibras, que servirá como um combustível saudável para as bactérias do intestino.

Endorfina

A endorfina é um hormônio produzido pela hipófise e sua função é reduzir a irritação e a depressão, além de ajudar a acalmar e aliviar naturalmente as dores físicas. É considerada um analgésico natural do corpo, funcionando como uma espécie de "morfina" – lembrando aqui que a morfina pode ser comparada a um opioide.

A endorfina é produzida pelo corpo em resposta ao estresse ou ao desconforto, e é considerada o hormônio do prazer por provocar sensações de bom humor, bem-estar, aumento de autoestima e da autoconfiança, além de melhorar a memória, o foco, a atenção, e promover o aumento da imunidade e, consequentemente, da felicidade.

Você já se sentiu mais animado(a), poderoso(a) e até com desejo de ter relações sexuais após o treino físico? Esse é o efeito da endorfina, que contribui na liberação de outros hormônios sobre os quais já falamos antes, como a ocitocina – que ajuda no aumento da libido e do desejo de contato íntimo, lembra?

A redução ou a falta de endorfina pode resultar em sentimentos de irritabilidade, desconforto, ansiedade, mau humor, estresse, enxaqueca, insônia e até depressão.

É possível aumentar os níveis de endorfina por meio da produção de recompensas, praticando atividades prazerosas, como: fazer exercícios físicos (pelo menos trinta minutos de treino aeróbico), dar risada, praticar esportes, dançar, comer ou fazer sexo. As situações que envolvem atividades físicas podem produzir endorfina de modo instantâneo e, assim, proporcionar uma sensação imediata de bem-estar.

A exposição ao sol – assim como acontece com a serotonina e a dopamina – também aumenta a produção de endorfina no cérebro. Além disso, outra dica para o aumento de endorfina é socializar-se. Se você se exercitar com amigos, por exemplo, pode potencializar os efeitos da liberação da endorfina.

Pensamentos positivos que trazem lembranças felizes ou anteveem situações futuras prazerosas, escutar música ou viver o turbilhão de emoções de uma paixão liberam endorfina e podem equilibrar o sistema nervoso autônomo simpático e parassimpático. Curiosamente, os filmes tristes, igualmente às comédias, elevam o nível de endorfina, acredita? Isso acontece porque ambos os tipos de filme aumentam o sentimento de união a grupos e tolerância à dor.[100]

A acupuntura e demais técnicas de relaxamento, como o controle da respiração e a meditação também colaboram para a produção desse hormônio.[101]

Alimentos interessantes para que você libere mais endorfina são: chocolate amargo ou meio-amargo, alimentos picantes, pimenta, aveia e sementes de abóbora. Além disso, simplesmente saborear a comida preferida pode aumentar a produção do hormônio.

Adrenalina e noradrenalina

Apesar de não fazerem parte do que chamo de **DOSEs de Felicidade**, a adrenalina e a noradrenalina também são hormônios neurotransmissores importantes para a construção de uma vida mais feliz.

A adrenalina age mais no coração e tem semelhança com a noradrenalina (ou norepinefrina), que atua mais nos vasos sanguíneos. Ambos são secretados pelas glândulas suprarrenais e desempenham um papel na resposta natural de luta e fuga do corpo ao estresse e ao perigo. Já a noradrenalina, é produzida a partir do aminoácido tirosina e sua principal função é preparar o corpo para uma ação específica.

Esses hormônios são substâncias liberadas em momentos de surpresa, susto ou de fortes emoções, quando explodem várias reações, como o aumento das pupilas, respiração ofegante, estreitamento dos vasos sanguíneos e batimentos cardíacos acelerados.

A redução ou a falta desses neurotransmissores, juntamente com a dopamina e a serotonina, está associada ao mau-humor, à depressão, à falta de motivação, à ansiedade, à má qualidade do sono, à diminuição da capacidade de concentração, à tristeza e à redução do prazer em atividades que antes eram consideradas alegres.

Associações de DOSEs de Felicidade

Agora que você já conhece melhor os hormônios que compõem as **DOSEs de Felicidade**, quero que saiba que é possível se beneficiar da liberação conjunta deles a partir de uma mesma atividade.

Viver experiências compartilhadas em um encontro, com boas risadas, ou até mesmo dançar sozinho e ter o prazer de comer libera dopamina e endorfina, que podem ser aumentadas ao se compartilhar um bom copo de vinho. Até mesmo um encontro romântico pode liberar ocitocina, e, se optar por dar uma gorjeta, produzirá ainda mais ocitocina e serotonina. Não é à toa que, quase sempre, nos sentimos mais felizes depois de experiências como essas. É você aproveitando a produção natural de felicidade que o corpo é capaz de produzir quimicamente. Não é interessante?

A música, por exemplo, pode contribuir para aumentar a felicidade. Uma música instrumental pode aumentar a dopamina e, se provocar bom-humor, pode despertar emoções positivas e aumentar, consequentemente, a produção de serotonina. Já músicas agitadas que estimulam a dança – ou outra atividade em que você esteja empenhado(a) – podem auxiliar na liberação de endorfina.

Quer uma dica ainda melhor? Você conseguirá se beneficiar da liberação dos quatro hormônios de uma só vez e, ainda, acrescentar um pouco de adrenalina, fazendo sexo e tendo um bom orgasmo![102]

Importante salientar que devemos associar as atividades a determinados horários. Isso irá potencializar a ação dos hormônios no corpo. Assim, a melhor hora para realizar atividades que liberam **DOSEs de Felicidade** são:

- Pela manhã: exercícios físicos e meditação;
- À tarde: boas ações, pensamentos positivos, comer chocolate;
- À noite: ouvir música, socializar, abraçar e fazer amor.

Agora que você já sabe que, na construção da felicidade, também é possível produzir substâncias naturais no corpo que provocam sensações de bem-estar, prazer e alegria, chegou o momento de juntar tudo que foi dito até aqui.

Você está pronto(a) para começar o **Treinamento da Felicidade!**

A PRÁTICA DE ATIVIDADES SIMPLES, QUANDO ORGANIZADAS EM UM MÉTODO, PODE AJUDAR PARA NOS SENTIRMOS MAIS FELIZES.

PARTE 2

será que é possível treinar o cérebro para você ser mais feliz?

NÃO BASTA SABER QUE EXISTEM CAMINHOS QUE PODEM CONTRIBUIR PARA MAIS FELICIDADE, CABE A VOCÊ DAR O PRIMEIRO PASSO, MESMO QUE COM ESFORÇO, PARA COMEÇAR A JORNADA.

Capítulo 7

Treinamento da Felicidade

Depois de termos visto pesquisas no ramo da Ciência da Felicidade, de apresentar o FEDDA e de entender como os hormônios podem ser nossos aliados na busca pela felicidade, chegamos à parte prática. Todos têm um potencial para a felicidade e, com muita coragem e FEDDA, você também conseguirá criar ou despertar as habilidades necessárias para fazer grandes mudanças na sua vida.

Este é o momento de colocar a mão na massa e, de fato, agir em prol do bem-estar para construir a felicidade. Você, sem dúvidas, alcançará uma vida mais feliz ao praticar o método que vou apresentar: o **Treinamento da Felicidade**.

Lembre-se que o cérebro é uma máquina, como um computador ou um celular, e processa o que você pensa. Para que funcione, você necessitará baixar os programas e aplicativos, e a escolha desses programas é sua. Aqui, vou apresentar as atividades e atitudes como possibilidades de escolha para você conquistar mais felicidade.

O método é composto por um programa de atitudes e atividades que deverão ser treinadas para que você possa abrir novos caminhos neurais. Não tenha dúvidas: trata-se da melhor estratégia para que você tenha êxito no seu objetivo de construir a felicidade ou de ser ainda mais feliz. A esta altura, você já aprendeu que, para criar novas conexões neurais, remodelar as já existentes e mudar a configuração do cérebro, deverá praticar e repetir atitudes com frequência durante, no mínimo, vinte e um dias, a fim de formar um novo caminho neural e um novo hábito. Esse tempo pode variar de pessoa para pessoa e depende do objetivo a ser alcançado.

Apesar disso, você deve realizar um trabalho consciente e constante para que o novo caminho cerebral seja formado e para que passe a ser a escolha automática do cérebro, algo que acontece sem esforço diante dos eventos e situações da vida.

Já falamos que o novo assusta. Assim, seu cérebro pode criar alguma resistência para começar. Esteja atento(a) ao seus pensamentos para que não sabotem seu verdadeiro desejo. Talvez você pense que as atitudes e atividades que apresentarei a seguir são bobas ou até pueris. Quem sabe essa reação não seja apenas um preconceito que você decidiu usar como desculpa para não tentar ou procrastinar.

Vale alertar: as atitudes e atividades parecem simples, porém o desafio é praticá-las e repeti-las na frequência necessária para ser feliz de verdade.

O cérebro humano, como já falei, tende a ser preguiçoso e quer insistir em manter apenas os hábitos antigos, velhos conhecidos, e continuar a repetir os mesmos padrões. Você já sabe que é por isso que sua vida não muda e o porquê isso acontece. Hábitos antigos estão solidificados em um caminho neural já formado, uma trilha já marcada no seu cérebro. É a primeira a surgir na sua mente, a mais fácil e automática, o que faz com que você continue a repetir o que sempre fez e... Nada muda.

Vale à pena querer ser mais feliz, mas é nesse ponto que surge uma das diferenças entre as pessoas felizes e os outras: gente feliz é curiosa, ousada e está sempre aberta a experimentar novas possibilidades e aproveitar todas as oportunidades. É por isso que essas pessoas realizam tudo o que desejam.

Meu objetivo é que esta parte do livro sirva como um guia ao qual você poderá recorrer sempre que sentir necessidade de criar maneiras de ter uma vida melhor e se sentir mais feliz. As atividades e atitudes apresentadas poderão ser praticadas aos poucos – experimente uma de cada vez, ou associe duas ou três e, depois, explore um pouco mais. Sugiro que escolha poucas atitudes para começar e, conforme incorporá-las à rotina, insira outras.

Não se esqueça de que o cérebro funciona por meio de recompensas e, se você tentar incluir muitas atividades de uma única vez, é provável que não consiga repeti-las o suficiente até que se transformem em um hábito, o que fará você ter a sensação de que o treinamento não está funcionando e, assim, sentir que fracassou.

Não é isso que queremos, certo? Portanto respire fundo e seja gentil consigo mesmo(a). Você demorou anos para consolidar hábitos ruins e, quanto antes aceitar que levará algum tempo para consolidar também os bons hábitos, melhor para você. É importante ter consciência de que não basta saber que existem caminhos que podem contribuir para mais felicidade, cabe a você dar o primeiro passo, mesmo que com esforço, para começar a jornada.

Tenha em mente que a prática dessas atitudes e atividades terão o poder de liberar em você **DOSEs de Felicidade**, o que fará com que você sinta, de imediato, uma sensação gostosa de bem-estar. Pense, se você repetir diariamente essas atividades, elas irão se incorporar ao seu estilo de vida, trazendo um bem-estar que irá perdurar cada vez mais, contribuindo para a construção de uma felicidade duradoura. Vale testar!

Imagine: você acorda todos os dias no mesmo horário, faz seu café, se arruma e sai para trabalhar (ou liga o computador em casa mesmo, já que estamos cada vez mais adeptos ao home office). Essa rotina se estende por dias e dias e, sem que você perceba, começa a perder um pouco do ânimo que tinha lá atrás, quando começou. Consegue se lembrar dos momentos antes dessa rotina começar? Na época que tinha planos de viver uma fase nova? Agora pense que, de repente, durante essa rotina – que agora você acha aborrecida porque se habituou –, surja um fato inusitado, como uma reunião externa

161

com um cliente que você estava prospectando há meses. Você precisará acordar um pouco mais cedo ou, até mesmo, se preparar com mais afinco para lidar com a situação. Independentemente do resultado da reunião, essa simples mudança na rotina trouxe um pouco de inovação e fez com que você tivesse mais ânimo para acordar mais cedo. Aliás, fez até com que você se sentisse mais bem disposto(a), só por sair da rotina de todo dia.

É isso que quero que você foque. Sair da rotina, muitas vezes, nos faz encarar as mesmas vinte e quatro horas de todos os dias com um ânimo diferente, com mais motivação. Quero que reflita sobre isso e foque essa energia antes de começar a escolher quais das atitudes abaixo podem ajudar no seu **Treinamento da Felicidade**.

Antes de decidir por qual atitude começar, pense em escolher algo leve, que goste e que faça com que se sinta entusiasmado(a) para começar a incorporar mudanças no seu dia a dia. O treino tem que ser gostoso e deixá-lo(a) feliz, mesmo que no começo seja necessário esforço para sair da estagnação e agir. Pense no resultado, nos benefícios e em como será sua vida quando a ação já tiver se transformado em um hábito.

Se passar a observar as atitudes e os comportamentos de pessoas felizes, poderá comprovar que existe um padrão nos seus atos e ações. Procure tomá-las como exemplo e replique esses comportamentos em sua vida. Todas as atitudes que irei apresentar foram corroboradas na pesquisa idealizada por mim e fazem parte do **Treinamento da Felicidade**.

Reforço ainda a ideia de que a motivação e o entusiasmo são importantes para começar porque trazem uma sensação incrível no início, injetando **DOSEs de Felicidade** em você. No entanto, não pense que só isso será suficiente. Esteja ciente de que a motivação não estará com você todos os dias e que precisará ter **FEDDA** para continuar a praticar as atitudes.

Para garantir que não falhará na missão, é possível utilizar alguns truques para se lembrar de praticar, como amarrar um cordãozinho no dedo, trocar de dedo um anel que você costuma usar sempre no mesmo, usar uma pulseira específica, colocar alarmes no celular ou anotar na agenda. Sempre que vir esse sinal, se lembrará de treinar. Outra ideia excelente é praticar com alguém da família ou com um amigo, assim um pode lembrar ao outro e, quem sabe, rirem juntos dos esquecimentos.

O programa para a construção da felicidade é composto de atitudes que você deve adotar para que se incorporem à sua rotina e se transformem em um hábito. Você terá a opção de praticar apenas uma ou várias atividades ao mesmo tempo para facilitar o navegar rumo à abertura de novos canais neurais e à conquista dos seus objetivos.

Lembre-se: quanto mais atividades conseguir incorporar ao dia a dia, mais rápida será a construção da felicidade.

As atitudes que formam os sete pilares para a construção da felicidade são:

1. Aumentar a autoestima e a autoconfiança;
2. Fazer as pazes com o passado, ser feliz hoje e preparar a felicidade para o futuro;
3. Criar e viver emoções positivas a partir de situações e pequenas coisas que dão prazer;
4. Criar e manter atitudes que liberem **DOSEs de Felicidade**;
5. Cultivar relacionamentos verdadeiros;
6. Escolher seu propósito de vida;
7. Dar felicidade.

Vamos aprofundar cada um desses pilares nos próximos capítulos.

Sei que está ansioso(a) para começar, então respire fundo e lentamente, três vezes, para trazer seu pensamento ao momento presente e, finalmente, começar a praticar as atitudes e atividades da felicidade!

É IMPORTANTE TER CONSCIÊNCIA DE QUE NÃO BASTA SABER QUE EXISTEM CAMINHOS QUE PODEM CONTRIBUIR PARA MAIS FELICIDADE, CABE A VOCÊ DAR O PRIMEIRO PASSO, MESMO QUE COM ESFORÇO, PARA COMEÇAR A JORNADA.

Capítulo 8

Aumentar a autoestima e a autoconfiança

A autoestima e a autoconfiança são fundamentais para a saúde mental. São esses atributos que farão você se sentir adequado(a), capaz de enfrentar os desafios da vida e mais feliz, além de te dar ânimo para conquistar tudo o que deseja.

É a autoestima que nos dá consciência do nosso verdadeiro eu, autorrespeito e autovalor. Com autoestima, você terá a coragem, o poder e a certeza de que conseguirá vencer e conquistar tudo o que deseja, porque se considerará merecedor(a) de uma vida com prosperidade, sucesso e realizações pessoais nos âmbitos familiar, amoroso, profissional e financeiro.

Sua forma de enxergar o mundo é sempre mais importante do que como o mundo enxerga você, porém uma autoestima e uma autoconfiança mais profundas são construídas aos poucos, com o passar do tempo.

A seguir, sugiro atividades que ajudarão sua autoestima e autoconfiança. Escolha aquela com a que você mais se identifica, comece a praticar e repetir diariamente e, então, comece seu caminho para a felicidade agora mesmo!

Lembre-se: você está construindo novos caminhos neurais para mudar seus pensamentos, seu cérebro e seu interior.

Ame-se e admire-se

Você precisa ser seu primeiro e principal amor! Seja seu grande ídolo e maior fã! É preciso se gostar, se aceitar, se admirar e acreditar em si mesmo(a). É essa consciência que lhe tornará forte e poderoso(a).

O espelho pode ser um grande aliado para aumentar a autoestima. Olhe-se, namore sua imagem, veja suas qualidades externas e internas. Comece se olhando vestido(a) até ter coragem de se despir por completo e admirar-se como você é. Mesmo que no início não goste muito de se ver ou que enxergue defeitos que apenas você vê e que talvez nem sejam reais. Insista até o dia em que consiga gostar do que vê e até rir dos defeitos que acredita ter.

Se desejar, programe mudanças físicas, senão, apenas se ame como você é. Essa segurança fará com que os outros também passem a lhe admirar.

Ao contemplar-se no espelho, direcione uma mensagem de amor a si mesmo(a). Não é preciso esperar que o mundo exterior anuncie o fato de que você é uma pessoa especial.

Para praticar o amor próprio e a autoadmiração você pode:

- Se cuidar, se acariciar, se abraçar, se mimar, se presentear, se elogiar, ser gentil e meigo(a) consigo mesmo. Se dê carinho, sempre;
- Olhar-se com carinho no espelho todos os dias e dizer três qualidades que admira em si mesmo(a), sejam físicas ou de personalidade. Repita-as sempre que passar em frente a um espelho (ou se ver na tela do celular);
- Escrever no espelho e na tela do celular "Eu me amo e sou poderoso(a)" e repetir essa frase sempre que a ver;
- Cuidar da pele de manhã e à noite. Passe algum creme que deixe-a bem macia e gostosa;
- Tirar cinco minutos para hidratar o corpo depois do banho;
- Colocar uma música agradável e relaxante enquanto toma banho;
- Preparar um café da manhã gostoso e saudável todos os dias;

- Fazer uma automassagem antes de dormir;
- Acolher-se em dias desafiadores e assistir ao seu filme favorito;
- Criar uma playlist com suas músicas preferidas para ouvir quando quiser;
- Incluir dez minutos de meditação na rotina para organizar os próprios pensamentos;
- Lembrar-se do teste VIA de forças de caráter[103] que apresentei no capítulo 4. Faça novamente para reforçar suas virtudes e qualidades;
- Adotar uma frase de poder ou um bordão como mantra que lhe dê força nos momentos de insegurança e incerteza. Repita três vezes com muita força e balançando os braços para baixo (como se desse um murro) ou na posição da Mulher-Maravilha, com as mãos na cintura. Seu corpo irá liberar adrenalina e aumentar sua coragem em várias situações. Seja para enfrentar uma entrevista, um discurso em público, diante da equipe de trabalho, um primeiro encontro ou quando tiver que se posicionar.

Tenho um mantra que me acompanha há anos:

"Eu sou mais eu e jacaré é bicho d'água".

Sempre utilizei essa frase de brincadeira, desde pequena, antes mesmo de estudar Neurociência e Psicologia Positiva e de saber o poder que utilizar um mantra de força tem. Mesmo uma frase boba como essa, quando dita com energia, tem o poder de liberar **DOSEs de Felicidade** no organismo e de energizar. Use essa ou crie a sua!

Não lamente!

Nem rumine, reclame, se queixe ou se faça de vítima – não se culpe ou culpe terceiros.

O passado? Passou.

Não continue a carregar esse saco de pedras no presente e para o futuro, pois desse modo o peso vai lhe acompanhar sempre e nunca vai desaparecer. Jogue as pedras fora, esvazie o saco para enchê-lo de novas experiências prazerosas. Assuma a responsabilidade pela sua vida.

Reconheça que errar faz parte do ser humano: os outros erram e você também.

Evitar pensamentos negativos sobre o passado pode ser desafiador. Transferir a responsabilidade sobre sua vida para terceiros também não vai ajudar a resolver nada, treine outros comportamentos. Saiba que pessoas assim se tornam cansativas e é provável que não atraiam bons relacionamentos.

Você deve parar agora mesmo de focar os acontecimentos desagradáveis da vida. Só olhe para trás para lembrar suas vitórias e conquistas. Aprenda com os erros, os seus e os dos outros, considere-os lições e experiências para não os repetir.

A raiva ou o aborrecimento que você continua a sentir não vão alterar os fatos que aconteceram lá atrás, em outro momento, quando você era outra pessoa. A ruminação da raiva vai liberar cortisol, que, como já vimos, é péssimo para sua saúde.

Não arraste este sofrimento pela sua vida, continuando a sofrer no presente e no futuro.

Foque o presente para que ele seja melhor e construa um futuro diferente.

Uma dica para assimilar esse processo é ter um objeto à sua frente, o qual você possa se obrigar a mudar de lugar cada vez que adotar uma dessas atitudes negativas. Observe: se você muda o objeto de lugar muitas vezes durante o dia, perceberá o trabalho e a energia que tem desperdiçado mentalmente ao pensar dessa maneira.

Experimente também:

- Libertar-se do peso do passado. Imagine-se jogando esse passado fora e tendo uma vida diferente e feliz;
- Afastar-se de pessoas tóxicas que lhe provoquem sentimentos ruins;

- Quando sentir vontade de adotar atitudes ou pensamentos negativos, parar e contar, pausada e regressivamente, de 5 a 1, respirando lentamente. Tente pensar ou fazer outra coisa;
- Escrever uma nota detalhada sobre os fatos que causaram mágoa, culpa ou raiva e tudo o que estiver sentindo. Queime-a ou rasgue-a depois. Pronto, acabou. Não volte a repetir essa ação para o mesmo fato;
- Utilizar a atividade da carta do perdão que apresentarei mais à frente. Reflita sobre a própria responsabilidade diante da situação antes de culpar terceiros;
- Pensar no que poderia ter feito para o resultado ser diferente e o que faria, hoje, se você estivesse livre desse peso. Entre em ação. Não é possível mudar o passado, mas é possível mudar o presente para que isso não se repita;
- Substituir frases com tom vitimista por frases de ação. Por exemplo, substitua "Isso não deveria ter acontecido comigo" por "O que posso fazer para que isso não volte a acontecer comigo?";
- Evitar reclamar repetidamente sobre acontecimentos ou pontos negativos que está vivenciando no momento;
- Para cada pensamento negativo, listar três pontos positivos da sua vida atual;
- Movimentar-se, fazer caminhada, dançar, praticar atividades que liberem **DOSEs de Felicidade**;
- Ouvir músicas alegres.

Pratique o autocontrole

Autocontrole é a habilidade ou a capacidade de dominar, gerir e controlar emoções, sentimentos e impulsos. É conseguir evitar explosões emocionais em momentos estressantes e ter inteligência emocional para lidar com as situações adversas da vida ou que lhe sobrecarregam de emoções negativas, como raiva, ansiedade, estresse e inveja, ou que despertem seu lado mais primitivo.

Para ter autocontrole, é necessário compreender que suas emoções são o que você sente em um determinado instante e não o que você é na maior parte do tempo.

Em *Ética a Nicômaco*, Aristóteles faz uma sábia afirmação: "Qualquer um pode zangar-se – isso é fácil. Mas zangar-se com a pessoa certa, na medida certa, na hora certa, pelo motivo certo e da maneira certa – não é fácil".[104]

Para exercer o autocontrole, é imprescindível ter autoconhecimento, pois, por meio deste, você sabe o que lhe descontrola e reconhece a causa do que lhe provoca emoções negativas. Ter essa autopercepção, com certeza, é de grande valia para conseguir exercer o autocontrole e evitar situações desagradáveis que poderão até se tornar violentas.

Procurar desenvolver o autocontrole é fundamental para evitar que você se desvie dos seus propósitos e caia em comportamentos imprudentes. Algumas atitudes que você pode adotar para conquistar autocontrole são:

- Aprender técnicas de respiração;
- Utilizar o mindfulness e a meditação (adiante mostrarei algumas técnicas);
- Respirar fundo três vezes antes de tomar qualquer tipo de decisão, para que tenha tempo de refletir sobre ela;
- Contar até dez antes de responder ou agir. Esse tempo é necessário para que a informação saia da amígdala cerebelosa (pura emoção) e chegue ao córtex pré-frontal (dê tempo para a razão agir);
- Colocar foco e energia no que deseja conquistar. Planejar e estabelecer metas fáceis e possíveis de serem alcançadas;
- Administrar prioridades e executar tarefas de acordo com a demanda necessária;
- Aprender a lidar com a tensão e o estresse para não explodir em determinadas situações;
- Ler livros ou assistir palestras sobre inteligência emocional;
- Meditar com a intenção de trazer sua atenção para o momento presente;

- Dormir sempre no mesmo horário;
- Incluir momentos de lazer e de descanso na rotina para não sobrecarregar a mente e o corpo;
- Afastar-se de pessoas ou situações que provoquem descontrole.

Desenvolva a autoconfiança

Trata-se da confiança que tem em você mesmo(a), nas próprias ideias, decisões e opiniões. Apenas você se conhece bem e tem a consciência dos seus pontos fortes e fracos. Apenas você sabe como explorá-los e reforçá-los.

Pessoas autoconfiantes se relacionam bem melhor com todos, sabem fazer as melhores escolhas para a própria vida e conseguem realizar os próprios objetivos. São seguras do que querem e sabem desenvolver o próprio potencial para alcançar metas estabelecidas.

A sua autoconfiança pode ser construída a partir de quem você é e gosta de ser. Para isso, é necessário autoconhecimento, inclusive, para identificar se está ao lado das pessoas certas para você, se está fazendo o que lhe traz motivação, se a sua profissão é a que mais lhe dá um sentimento de realização e se está no lugar certo para seu bem-estar.

Pessoas inseguras podem confundir um comportamento autoconfiante com arrogância ou prepotência. No entanto, saiba também que esse tipo de opinião com certeza não irá abalar sua autoconfiança, pois, desde que não haja excessos, a autoconfiança é um dos pilares para a felicidade. É por causa dela que, mesmo diante de adversidades ou perdas, você terá a certeza de que irá superar e ter forças para encontrar outros caminhos.

Cuide-se para que as críticas de terceiros não interfiram na sua autoconfiança, afinal, nem sempre os terceiros guardarão o que pensam para si. Você deve ter em conta que eles podem não saber exatamente sua perspectiva diante de um fato. Assim, se você se conhece bem, sabe o quanto pode confiar no próprio desejo e nas próprias opiniões. Confie nas suas decisões. Mesmo que, aparentemente, o resultado ainda não seja o desejado. Às vezes, fazer e não acertar pode ser um aprendizado maior do que deixar de fazer e se arrepender de não ter tentado.

Evite se criticar e confie mais em você. Erros e enganos sempre podem ser corrigidos e, na verdade, como falei antes, serão sempre aprendizados. Evite comparações e autocríticas em excesso. O que mais pode abalar a autoconfiança e afetar a autoestima é acreditar que o que outras pessoas dizem é verdade ou que são elas que sabem o melhor caminho para você. Isso pode afastar você do seu verdadeiro desejo. Evite agir no piloto automático para não deixar que outros ou situações externas controlem suas atitudes.

Foque os seus desejos e confie na intuição, no que quer fazer. Lembre que no que você colocar sua atenção, é para onde você guiará a sua mente.

Não utilize expressões como: "Não posso", "Não sei", "Não consigo", "Nunca serei capaz" ou "É muito difícil para mim". Como já mostrei, seu cérebro vê as situações de acordo com o que você pensa e, se você insistir em pensar sobre sua capacidade, criará um conflito interno, e seu cérebro mergulhará nas incertezas geradas, fazendo com que você fique sem ação.

Se tiver certeza de que não está pronto(a), prepare-se, física e tecnicamente. Encha-se de amor próprio e repita as atividades do item anterior.

Para desenvolver a autoconfiança, você pode:

- Deixar de seguir perfis em redes sociais que façam com que você se sinta inferior;
- Praticar a autocompaixão e aceitar que você é um ser humano e passará por momentos desanimadores às vezes;
- Procurar se inspirar em pessoas que admira e que tenham similaridades com você;

- Cercar-se de pessoas positivas e que fazem com que você se sinta bem consigo mesmo(a);
- Escrever todos os dias as atitudes positivas que conseguiu pôr em prática;
- Fazer uma lista de coisas que você domina e faz bem;
- Investir em autoconhecimento para identificar melhor as competências, as virtudes e os pontos fortes que tem;
- Exercitar-se todos os dias para ajudar a liberar os hormônios da felicidade;
- Fazer pequenas pausas em vários momentos do dia para abstrair o seu pensamento. Não é perda de tempo e, sim, ganho de novas luzes para encontrar soluções;
- Anotar momentos desafiadores que superou e que lhe trouxeram mais resiliência;
- Celebrar pequenas e grandes conquistas.

Seja resiliente

Resiliência é a capacidade de enfrentar e superar crises, adversidades, tragédias, perdas e momentos desafiadores, e, apesar de todos esses acontecimentos, conseguir a força e a coragem necessárias para seguir em frente e voltar ao seu nível habitual de saúde física e mental, ou seja, ao seu estado de felicidade. Ser resiliente não significa não enxergar a realidade ou estar blindado contra os acontecimentos sobre os quais você não tem controle, também não se trata de ser conformado ou estar sempre rindo, nem de ver tudo com lentes cor-de-rosa e achar que está tudo bem. Não se trata de ser Poliana, isto é, uma pessoa que tende a enxergar somente o lado positivo e bom do que acontece, muitas vezes como método de fuga de uma realidade nem sempre agradável.[105]

Resiliência é saber lidar com as situações não agradáveis, ter autocontrole e inteligência emocional, e entender que a vida é como o mar, com ondas altas e baixas e que os acontecimentos são desafios a serem superados, apenas momentos, eventos aos quais você precisa reagir e com os quais pode se indignar, desde que aprenda, tire lições, saiba que tudo passa e siga em frente.

Ter uma visão resiliente e equilibrada do otimismo e da esperança fará toda a diferença na sua vida e, assim, você conseguirá se adaptar, compreender melhor e superar os acontecimentos não tão bons, além de ter a energia para se motivar e continuar o curso de sua vida.

Como diz Cecília Meireles no poema *Desenho*: "Aprendi com as primaveras a deixar-me cortar e a voltar sempre inteira".[106]

Algumas atitudes que você pode pôr em prática para começar a ser mais resiliente são:

- Ser flexível e adaptável. Saiba quando é preciso ajustar seus objetivos ou adaptar o seu olhar sobre uma determinada situação;
- Aprender com experiências anteriores e não repetir atitudes que não funcionaram antes;
- Libertar-se da culpa e encarar os erros como aprendizados para não repeti-los;
- Deixar de lado o papel de vítima e se colocar como protagonista na resolução de problemas;
- Aprender a lidar com momentos desagradáveis, exercitar a autoestima e a autoconfiança;
- Compreender que só deve gastar energia e colocar foco no que está sob seu controle;
- Aprender a pedir e a aceitar ajuda. Pessoas resilientes sabem que nem sempre é possível lidar com tudo por conta própria;
- Encontrar mecanismos para liberar a tensão e o estresse. Correr ou praticar atividades que gastam energia podem ajudar muito;
- Não se deixar paralisar com adversidades. Aprenda a ter **FEDDA** para se levantar e ir em frente;

- Não tomar decisões precipitadas ou muito rápidas após acontecimentos desagradáveis. Identifique oportunidades e planeje soluções;
- Ser mais positivo diante de desafios e ver os fatos com mais otimismo;
- Sorrir e manter o bom humor, apesar das adversidades.

Escreva um diário

O hábito da escrita pode ser muito interessante enquanto ferramenta de autoconhecimento e desenvolvimento pessoal. Procurar escrever sobre sua própria história e conquistas passadas pode ajudar você a recordar momentos de crescimento pessoal e de vitórias.

A escrita é uma excelente maneira de registar e gravar acontecimentos no cérebro e de resgatar as boas memórias sobre conquistas anteriores, mesmo que pequenas, as quais talvez não tenha dado tanta importância naquele momento. São elas que vão forjar a sua autoconfiança, além reforçar a autoestima e ajudar a entender a sua capacidade.

Lembranças não tão boas de seu passado devem ser neutralizadas e, mais à frente, direi como. Agora, você deve buscar as boas memórias de acontecimentos gratificantes, cuja recordação o(a) encha de orgulho.

Vários estudos e experiências científicas demonstraram que escrever de modo detalhado sobre momentos em que tivemos êxito e em que conseguiu realizar seus objetivos aumenta a autoadmiração e o amor próprio. Ao praticar a escrita, você terá certeza de conseguir e repetir o sucesso em outro momento da sua vida.

Manter um diário e registrar os acontecimentos do dia a dia também leva a uma melhor compreensão dos sentimentos, aumentando o autoconhecimento e, dessa forma, ficando mais perto da felicidade.

Um estudo publicado em 2018, na Cambrige University Press, destaca os benefícios que escrever sobre eventos traumáticos ou estressantes tem na saúde física e emocional.[107] Mapeando a literatura científica sobre o tema, os pesquisadores concluíram que, em geral, os estudos que examinam a chamada "escrita expressiva" – em que os participantes são solicitados a escrever sobre eventos traumáticos durante um período de quinze a vinte minutos, de três a cinco ocasiões, ajudam a ter uma melhor compreensão dos fatos e demonstram efeitos benéficos na saúde física ou psicológica dos participantes.

Outro estudo, realizado pela Universidade de Saint Paul, em Minnesota, nos Estados Unidos, analisou as propriedades curativas da escrita em pessoas com problemas de saúde mental.[108]

Para isso, submeteram a entrevistas fenomenológicas doze pessoas diagnosticadas com problemas de saúde mental que se dedicaram à escrita pessoal por um período de três ou mais anos. Nessas entrevistas, indagaram aos participantes acerca de temas relacionados às propriedades curativas da escrita. Na análise dos resultados, foi demonstrada a importância da escrita no aumento da compreensão de si e dos outros e na promoção da saúde e da cura. Os pesquisadores concluíram que escrever sobre fatos pessoais é ferramenta terapêutica promissora, pois fortalece emocionalmente as pessoas.

Jim Rohn, coach de sucesso nos Estados Unidos, aconselha a elaboração de um diário como uma das ferramentas de sucesso: "Reserve um tempo para fazer anotações e manter um diário. É desafiador ser um estudante da própria vida, do próprio futuro, do próprio destino. Quando você ouvir algo valioso, anote. Quando se deparar com algo importante, anote".[109]

Experimente as seguintes atividades:

- Anotar memórias de momentos de superação de quando era criança ou adolescente;
- Escrever sobre um dia marcante que fez com que você se sentisse confiante e seguro das suas habilidades ou características;
- Elaborar um pequeno texto sobre um sentimento negativo que conseguiu superar. Detalhe o processo;

- Escrever sobre como se sentiu no primeiro dia de trabalho e comparar à sensação de evolução ao longo da trajetória;
- A partir de lembranças do que já conquistou, escrever sobre qualquer acontecimento ou evento agradável: seja uma nota boa em uma prova, um elogio recebido, um emprego, um aumento de salário, a finalização de um curso, uma dieta bem-sucedida, uma atividade física desafiadora ou até parar de fumar (mesmo que por um tempo). Pode ser qualquer coisa que faça você reconhecer o próprio poder.

Programe seus sonhos

Passe a olhar para os próprios sonhos e desejos como metas possíveis de serem alcançadas, em vez de romantizá-los como conquistas inalcançáveis.

O que você quer?

Pense em todas as possibilidades, alternativas e estratégias, abra-se a todas as oportunidades que possam estar ligadas ao seu desejo.

Nada é tão longe que você não possa alcançar, nem tão desafiador que você, com muito FEDDA, não possa conquistar.

Definir qual é o sonho ou o desejo que você realizar é o mais importante para que você possa alcançá-lo. No momento da escolha, podem existir dúvidas, porém, na tomada de decisão, você deve ir em frente e executar todos os esforços e as ações necessárias para atingir o objetivo. Contudo, lembre-se de que nada é definitivo e que talvez surjam alterações no curso da vida que mudem os sonhos, muitas vezes até para melhor.

Investigações científicas comprovaram que estabelecer objetivos melhora os relacionamentos ao promover a atenção plena e tem um impacto positivo sobre os outros, melhorando a comunicação e promovendo a criação de significado ao aumentar a autorrealização, além de maior consciência, ação e descoberta de propósito. A fixação de metas permite que as pessoas estejam cientes das oportunidades contínuas de mudanças.[110]

Lembre-se, apenas você pode controlar a si mesmo(a), suas atitudes e ações. Outras pessoas podem ajudar, mas o esforço será sempre seu. Pode ir devagar, no seu tempo, porém, seja constante. Tenha consciência do que é necessário, das qualidades e das habilidades que deverá desenvolver. Tenha consciência até mesmo das suas expectativas de resultado. Analise cada etapa do seu sonho e pense nelas já como já realizadas.

Nenhum sonho é impossível. O tamanho do seu sonho é proporcional ao tanto de esforço que deverá investir para que ele aconteça e à paciência de que precisará para avançar, passo a passo, rumo à sua realização. Saiba que terá que fazer escolhas, e que uma opção pode excluir outra. Decida por aquela que mais aproxime você da sua meta.

Para planejar seu sonho, você pode:

- Passá-lo por um scanner mental e identificar o que será preciso para realizá-lo (como maior preparo técnico ou mais networking, por exemplo);
- Criar uma planilha com objetivos que deseja conquistar, traçar quais os pequenos passos que precisa dar e qual é o tempo que isso exigirá para ser executado;
- Incluir na agenda pequenos compromissos com você mesmo(a) e não apenas compromissos com outras pessoas ou atividades de trabalho;
- Montar um mural dos sonhos, com imagens inspiradoras, e colocá-lo em um lugar que veja com frequência;
- Priorizar você e as etapas que deverão ser executadas;
- Determinar datas para cumprir cada etapa e alcançar cada sonho;
- Definir alarmes diários no celular para se lembrar dos passos, dos prazos, de cada meta e dos seus propósitos;
- Não se criticar e não desanimar com possíveis desafios que podem surgir;

- Cuidar do perfeccionismo, pois ninguém é perfeito e, se você acreditar que sempre falta algo, isso pode impedir a ação;
- Ajustar os planos quando necessário.

Seja o capitão da sua vida: assuma o leme do seu barco

A vida é como um barco atravessando mares, passando por ilhas, encontrando ondas, vivendo e aprendendo, sempre.

Ser feliz só depende de você. Perceba que você é capaz de direcionar seus pensamentos e desejos para onde quer chegar.

Você é o(a) comandante do seu barco e, portanto, precisa ser o(a) protagonista da sua história. Há um mundo de novas possibilidades inexploradas esperando por você. Tenha coragem de ousar, arriscar e dirigir o barco. Quando conseguir controlar seus pensamentos, chegará a qualquer porto.

Comprometa-se com você e com sua vida. Se não se acomodar, com coragem e FEDDA, sairá da estagnação e mais nenhuma tempestade ou desafio lhe impedirá de navegar rumo à felicidade.

Algumas atitudes de protagonismo e liderança para adotar ainda hoje são:

- Definir quais são seus valores e os motivos por trás do que procura;
- Compreender seus medos e não deixar que o(a) paralisem;
- Aprender a renunciar os pequenos prazeres em nome de conquistas maiores;
- Estar aberto a novidades e ajustes de rota, se for preciso. Você está em constante processo de crescimento, e talvez seja preciso reavaliar desejos e objetivos que não cabem mais;

PRÁTICA DA FELICIDADE

- Não esperar que os outros tomem a iniciativa por você. Não se acomode, acorde e mexa-se;
- Ser mais autoconfiante e acreditar em você;
- Saber que erros podem ser corrigidos e qualquer rota pode ser alterada. O que importa é a vida mais feliz que você já terá no percurso;
- Ser líder de si mesmo e não deixar que outros decidam qual caminho você irá percorrer;
- Ser o comandante da própria vida, assumir o leme e seguir sempre em frente.

Agora que você já sabe como aumentar a autoestima e ter mais autoconfiança, vamos passar para o segundo pilar que vai lhe levar a ter mais felicidade hoje e no futuro.

180

Capítulo 9

Fazer as pazes com o passado, ser feliz hoje e preparar a felicidade para o futuro

A maneira como você enxerga o passado e como se sente no presente é um anúncio de como será o futuro.

Já pensou que, quando o amanhã chegar, o hoje será seu passado? E que o futuro de hoje é o amanhã, mas, quando chegar, será o presente? Sendo assim, se quer ter um futuro feliz, faça de hoje um presente feliz para que, quando o futuro for presente e o presente for passado, você tenha conquistado um estado de maior paz e a felicidade permanente.

A verdade é que é impossível alguém ser feliz se está preso a acontecimentos passados, culpas, ressentimentos, rancores ou mágoas dos quais não consegue se desvencilhar.

A partir de agora, não olhe para o retrovisor, olhe apenas para o para-brisa.

Lembre-se de que os fatos que lhe provocaram emoções negativas já se foram e o que restam são apenas suas lembranças. Perceba que é você quem ressuscita esses acontecimentos tristes ao pensar neles. Se continuar a olhar tudo do mesmo jeito, irá arrastar esse sofrimento por toda a vida e manter a dor no seu interior, o que lhe impedirá de construir a felicidade e realizar seus sonhos e desejos.

Sentimentos negativos, como já vimos, têm a capacidade de paralisar, tirando a paz e causando insatisfação com o presente, baixa autoestima, falta de amor próprio e de autoconfiança – tudo isso se reflete no futuro.

Uma ótima atividade que ajudará você a deixar seu passado para trás é a escrita detalhada e intencional. Manter o registro de um diário do que acontece no dia a dia leva a uma melhor compreensão dos sentimentos, aumenta o autoconhecimento e melhora a saúde mental, possibilitando a cura. Dessa maneira, é possível enxergar mais alternativas e possibilidades que levarão você a ser mais feliz.

Para começar a ser feliz hoje, você precisará desenvolver duas habilidades: aprender a perdoar fatos do passado e ter gratidão no presente.

Reconcilie-se com o passado: perdoe

Perdoar é ter generosidade com você e com o outro. É transformar os pensamentos para reescrever o futuro e a vida.

O perdão é um processo mental, intencional e voluntário, por meio do qual você reconhece que, apesar de existirem erros, culpas, ofensas, abusos, agressões, humilhações, hostilidades, rancores e vergonhas, você consegue ser mais forte, resiliente e superar tais fatos.

Pode levar algum tempo até que você consiga perdoar. Sei que perdoar não é uma tarefa fácil, simples ou que acontece tão rápido, é um processo. As ações e as omissões de outras pessoas, ou até mesmo suas, realmente podem ter marcado e estar pesando na sua vida.

Vá sem pressa, mas vá logo, não espere. Você não merece prolongar esse sofrimento.

Para se curar dessas dores, você deve começar um processo de reconciliação com o passado, fazer uma releitura dele e libertar-se dos efeitos nocivos dessas amarras. Esse será um dos seus maiores desafios, mas, confie, valerá a pena! Depois, você poderá ter mais tranquilidade e mais saúde física e mental para seguir com a vida de maneira mais leve e feliz.

Atenção: perdoar não é apagar tudo com uma borracha e esquecer o que aconteceu, esquecer que houve um agressor ou, se for o caso, esquecer que você agiu de maneira contrária aos seus valores. Perdoar é ressignificar. É dar um novo significado ao que aconteceu. É compreender que o tempo passa e que hoje você tem mais experiência, já viveu muito mais e que seu barco já viajou por muitos mares. Você deve procurar mudar seu olhar para ter outra compreensão das pessoas e dos acontecimentos passados.

Perdoar é tirar o peso dos seus ombros ao mudar a memória que você guardou dos fatos passados.

Pode ser que você não perdoe porque acha injusto perdoar quem lhe causou algum dano. Ou, talvez, não acha justo se livrar do sentimento de vingança e do desejo de que o outro seja castigado por lhe fazer sofrer e deixar o ofensor ser livre. Mas, veja, quem agrediu e magoou já está livre, a única pessoa presa dentro dos próprios sentimentos negativos é você. Se o acontecido foi um crime, é justo que você procure os meios judiciais para que o culpado seja punido e deixe que o Estado se encarregue da punição, mas não se prenda ao sentimento negativo.

O perdão é mais importante para você e para sua tranquilidade do que para o agressor. É você quem terá o maior benefício. Afinal, ainda que não consiga apagar o que aconteceu, o que importa é encontrar paz daqui para a frente. Você merece essa liberdade.

Se está culpando a si mesmo(a), lembre-se de que os fatos já aconteceram e que o tempo não fará com que retornem para que você possa apagá-los e fazer o que parece certo agora. Se puder, de alguma maneira, corrigir ou reparar, tente, ainda que anonimamente. Porém, se não for possível, siga em frente.

Quando se consegue perdoar, o peso é substituído por uma sensação de leveza e de liberdade, o que é muito bom. Esse novo sentimento tem o poder de transformar sua forma de ver a vida, motivar você a seguir em frente e buscar novos sonhos com a certeza de poder alcançá-los.

Muitas vezes o perdão é associado a aspectos religiosos e morais. Trata-se de uma ideia agradável, porém, independentemente da conotação, é importante saber que o perdão envolve um aspecto mental poderoso na sua vida. Isso porque os sentimentos negativos envolvidos nos fatos que pesam sobre você são capazes de lhe limitar. Crescem no seu interior como uma bola de neve que, se não for parada, pode lhe tragar e se transformar em uma condenação para toda a vida.

Os benefícios do perdão são imensos. Além da leveza de "tirar um peso dos ombros", aumenta a produção de ocitocina (hormônio do amor, lembra?), melhora a imunidade, a sensação de bem-estar e aumenta a liberação de dopamina e serotonina, o que traz bom humor e alegria.[m]

A seguir, apresento algumas atitudes que ajudarão você a fazer as pazes com o passado:

- Da maneira mais objetiva possível, reconhecer o fato, evento ou acontecimento que provocou sentimentos negativos;
- Tentar criar empatia com a pessoa agressora ou que fez a ofensa e pensar quais motivos levaram-na a agir daquela maneira;
- Ser altruísta e generoso(a) e recordar-se de alguma situação em que você também tenha ofendido, errado ou agredido a alguém, ainda que com palavras;
- Utilizar o perdão, tanto para si como para os outros, como maneira de neutralizar o peso dos fatos acontecidos e libertar-se das amarras que o(a) prendem ao passado;
- Contar o acontecido para outra pessoa. Falar sobre o fato ajuda a aliviar um pouco o peso;
- Por escrito, criar um compromisso com você de perdoar. Se puder, entregue o papel a alguém;
- Se você for religioso, utilizar a fé como apoio à intenção de perdoar;

- Escrever cartas de perdão, que podem ser para você mesmo(a) ou para um terceiro que deseja perdoar. Não é preciso entregá-las. Escreva quantas achar necessárias para que o assunto se esgote;
- Queimar as cartas.

Não sabe por onde começar a escrever uma carta de perdão? Calma! Vou orientá-lo(a) a escrever uma a seguir.

A carta do perdão

Nesse exercício, você entra em contato com emoções e sentimentos que estão condicionando sua vida. Ao expressá-los, admiti-los e perdoar aqueles que o(a) fizeram sentir de determinada maneira, você se torna mais apto(a) a superar esses sentimentos e seguir adiante. Escreva livremente com a intenção de perdoar e liberar todas as frustações, raivas e ressentimentos presos dentro de você.

Utilize essa ferramenta sempre que achar necessário libertar algo de dentro de você. A carta deve ser direcionada a alguém específico.

Siga os seguintes passos:

1. **Esteja presente, respire fundo e lentamente:** Antes de começar, reserve um momento para focar e se tornar plenamente consciente do que está fazendo, então pense em quem deseja perdoar;
2. **Escreva seu nome:** É importante deixar clara a autoria da carta [De:___];
3. **Escreva o nome da pessoa que deseja perdoar:** Definir o destinatário [Para:___]. Pode ser alguém do presente, do passado (mesmo que já tenha falecido), amigos, inimigos, familiares ou até você mesmo(a);
4. **Agora escreva detalhadamente tudo que essa pessoa fez e tudo que você sente em relação a ela:** Deixe que todos os sentimentos saiam livremente. Não se preocupe, pois essa carta não será enviada. Libere

toda raiva, revolta ou mágoa reprimidas, sem medo e sem julgamentos, com o máximo de sinceridade (até mesmo usando palavras agressivas ou ofensivas), sem reescrever, e como que lhe vier à mente. Se necessário, pode repetir frases. Termine apenas quando tiver desabafado tudo e se sentir satisfeito(a);

5. **Escreva a razão pela qual deseja perdoar essa pessoa:** Descreva como se sentiria e o que iria melhorar na sua vida ao perdoar essa pessoa ou ao se perdoar. Liste todos os benefícios que você terá ao perdoar;

6. **Escreva uma afirmação que confirme sua intenção de perdoar:** Afirme e aceite os sentimentos que terá ao se libertar, por exemplo: "Eu me amo, eu me perdoo (ou escreva o nome de quem deseja perdoar) e aceito a liberdade e a paz que esse perdão me traz", ou "Me perdoe, me ame, me liberte. Eu aceito a liberdade e a paz que o perdão me traz", ou, ainda, "Eu perdoo você, eu amo você, eu liberto você. Eu aceito a liberdade e a paz que o perdão me traz". Você também pode agradecer o ensinamento que a situação lhe trouxe;

7. **Assuma e escreva o compromisso de perdoar:** Eu, [escreva seu nome], quero perdoar [escreva o nome da pessoa] hoje, [insira o dia, o mês e o ano];

8. **Queime a carta:** O fogo será o símbolo da liberdade.

Seja grato(a)

A gratidão é uma maneira de reconhecer o que existe e o que acontece de bom na vida todos os dias. É focar o presente e o que acontece de bom agora. Seja grato(a).

Em vez de ver problemas, obstáculos e dificuldades que acontecem no curso da vida, considere tudo como uma situação passageira, um desafio ou uma experiência. Comece a olhar para o que está dando certo, para o que já tem e para o que lhe acontece de bom. Ao mudar o olhar, sua vida também muda.

Na maioria das vezes, as pessoas sofrem e ficam infelizes pelo que não têm e deixam de aproveitar o que têm agora. Assim, deixam de ser gratas e de aproveitar o momento presente, além de parar de semear a felicidade do futuro.

Quando você foca o que **não quer** é isso que você **vai ter**. Então, você deve colocar a atenção no que realmente quer e começar a agradecer pelo que tem para que mais coisas boas aconteçam na sua vida.

É simples, mas não é fácil. É desafiador.

Ter gratidão é diferente de dizer "Obrigado(a)", embora as duas palavras sejam de agradecimento. Quado você diz obrigado(a), você está sendo educado(a) e afirmando que está em débito com alguém que lhe fez algum favor e está "obrigado(a)" a retribuir.

A gratidão, ao contrário, é o desejo, a satisfação natural e o contentamento por ter acontecido ou ter recebido algo de bom. É o reconhecimento de um benefício recebido de alguém ou da própria vida.

Muitas vezes, o sentimento de gratidão (benefício recebido) pode ser confundido com bênçãos divinas e, então, agradece-se a Deus (ou à força em que você acredita). Não há problema, pois também trata-se de uma boa forma de gratidão.

Você deve expressar gratidão a pessoas que fizeram algo importante para você, que fizeram diferença na sua vida ou que, de algum modo, contribuíram para ficar bem e ser melhor.

É possível sentir gratidão por tudo, até por coisas pequenas que ocorrem no dia a dia, como uma comida gostosa, não pegar trânsito, ver o pôr do sol, fazer uma caminhada, presenciar o sorriso de um bebê, receber carinho do seu animalzinho de estimação, estar com saúde, ou ter se curado de alguma enfermidade, cumprido uma meta, sido forte diante de uma situação ou um relacionamento desagradável, feito uma conquista, comprado um objeto desejado, começado um relacionamento novo ou selado uma reconciliação ou uma nova amizade.

Agradeça por tudo!

Saber ser grato(a), independentemente de qualquer situação, é uma grande virtude que fará bem à sua vida. Além disso, se demonstrar essa gratidão à pessoa que lhe beneficiou, irá contagiá-la também. Você pode ser grato(a) até por alguém que não esteja mais vivo. Não espere. Se puder, agradeça enquanto o outro pode usufruir, igualmente, dos benefícios da gratidão.

O sentimento de gratidão está associado ao sucesso e à felicidade. Promove sensação de bem-estar imediato que motiva você a realizar sonhos.

Ao sentir gratidão, seu cérebro libera dopamina, o que aumenta o nível de prazer e provoca níveis elevados de emoção positiva, satisfação com a vida, vitalidade e otimismo. A gratidão, ainda, estimula a ocitocina, o hormônio do afeto sobre o qual já falamos, que traz tranquilidade, reduz a ansiedade, o medo e a fobia.

Quem é grato reduz a tendência a ser invejoso, raivoso, nervoso e ansioso. A gratidão funciona como um antídoto para as emoções negativas e evita o foco nos fracassos e nas decepções. Expressar gratidão em momentos desafiadores, tragédias, doenças e dores, pode ajudar na ressignificação e na resiliência para que você possa superar o que está acontecendo e encontrar uma saída mais rápida.

Se conseguir agradecer a alguém que o(a) magoou, por enxergar que, mesmo com a ofensa, você aprendeu algo ou viveu uma experiência que foi uma lição, saiba que isso significa que você já perdoou essa pessoa e, portanto, terá um duplo benefício pelo perdão e pela gratidão.

Já passei por situações assim. Na hora, senti raiva e revolta pela injustiça. Depois de algum tempo, vi que foi o melhor que poderia ter acontecido para mim, pois, a partir de então, inclusive motivada pela raiva, mudei minha vida. Tempos depois, consegui agradecer à pessoa, que até se surpreendeu com o gesto e ficou visivelmente aliviada, ou seja, também se libertou do ato praticado.

FAZER AS PAZES COM O PASSADO, SER FELIZ HOJE E PREPARAR A FELICIDADE PARA O FUTURO

Assim, a gratidão traz diversos benefícios físicos, emocionais e psicológicos aos seres humanos, favorece as emoções positivas, alimenta a esperança, aumenta o otimismo, a alegria, excitação, melhora o humor e o sono, reduz os sintomas de depressão e ansiedade, diminui a sensação de solidão, fortalece a imunidade, aprimora relações pessoais e profissionais, aumenta a empatia, sensação de prazer e bem-estar, a solidariedade, a autoestima e a autoconfiança, além de ser um grande indutor da felicidade.

Robert A. Emmons,[112] professor na Universidade da Califórnia, em Davis, é um dos grandes pesquisadores sobre gratidão. Para ele, ser grato é "uma sensação de admiração, gratidão e apreço pela vida". Robert afirma que o registro diário de coisas que acontecem na vida, por menores que sejam, pelas quais sentimos gratidão, pode favorecer a felicidade.

A neurociência explica que a felicidade está diretamente relacionada à gratidão. Quando a pessoa se sente grata, o sistema de recompensa do cérebro se ativa, provocando uma sensação de bem-estar. O cérebro entende que algo positivo está acontecendo e libera dopamina, o hormônio que dá motivação para ir em busca dos objetivos e sonhos.[113]

Em um artigo na Happy Academy, a psicóloga, educadora emocional e criadora da Escola da Gratidão, Viviane Minozzo, ensina como usar essa ferramenta.[114] De acordo com a estudiosa, assim que acordar, a pessoa deve anotar no mínimo três situações pelas quais é grata. Quando terminar de escrever, deve ler todos os itens (em voz alta ou em silêncio) e, assim que terminar, agradecer cada um deles, proferindo as palavras "Gratidão", de modo que sinta o máximo de gratidão possível com essa ação. A criadora da Escola da Gratidão afirma que a lista pode ser feita diariamente, pois assim se criam novas conexões neurais e o hábito de focar o lado positivo da vida.

Assim como o perdão, a gratidão precisa ser praticada, tanto para si, como para os outros. Para isso, você pode escolher uma ou várias das opções a seguir. Quanto mais utilizar a gratidão, maiores serão os benefícios.

Nesse sentido, algumas atitudes que sugiro são:

- Fazer uma lista de gratidão todos os dias, antes de dormir e/ou quando acordar. Escreva de três a cinco coisas pelas quais você é grato(a). Não repita itens. A frequência da atividade contribui para a formação de novas conexões neurais que irão ajudar na construção da sua felicidade;
- Listar uma vez por semana os motivos pelos quais você sentiu mais gratidão;
- Contemplar objetos e fotos que lhe recordem situações, pessoas ou lugares pelos quais você é grato(a);
- Surpreender alguém com um telefonema ou enviar uma mensagem de gratidão. Diga o que aconteceu e por que você é grato(a);
- Fazer uma visita de gratidão. Encontre-se pessoalmente com quem você deseja agradecer e diga o quanto essa pessoa é importante na sua vida e como o gesto dela fez diferença para você;
- Telefonar ou fazer uma chamada de vídeo de gratidão. Informe à pessoa do que se trata;
- Substituir um pensamento de ingratidão sobre alguém por um agradecimento, por algo de bom que ela tenha lhe feito algum dia;
- Fazer uma roda de gratidão entre amigos, reunidos em um *happy hour* ou em um almoço. Quem sabe vocês estabelecem esse encontro uma vez por mês?;
- Escrever um diário da gratidão. Essa prática fará com que você comece a apreciar cada detalhe da vida.

Assim como fiz com a carta de perdão, vou orientá-lo(a) sobre como escrever sua carta de gratidão. Pronto(a)?

Carta da gratidão

Um dos mais poderosos gestos de gratidão é escrever cartas de gratidão dirigidas a pessoas por quem você nutre esse sentimento (podem ser várias). De preferência, entregue as cartas às pessoas a quem são dirigidas. É sempre bom receber cartas desse tipo. Com certeza, você ficará mais feliz e a pessoa também. Caso não deseje entregar, pode guardar como recordação.

Passo a passo para a carta de gratidão:

1. **Esteja presente, respire fundo e lentamente:** Antes de começar, reserve um momento para focar e se tornar plenamente consciente do que está fazendo, pense a quem deseja agradecer e no gesto pelo qual é grato(a);

2. **Escreva o seu nome:** É importante deixar clara a autoria da carta;

3. **Escreva o nome da pessoa a quem deseja agradecer:** Comece com um tratamento carinhoso ("querido(a)", "estimado(a)"), pode ser alguém do presente, do passado (mesmo que já tenha falecido) ou até você mesmo(a);

4. **Escreva detalhadamente tudo o que essa pessoa fez e tudo que você sente em relação a ela:** Escreva como se estivesse se dirigindo diretamente a esse alguém. Deixe que todos os sentimentos saiam livremente, do jeito que vierem à mente. Não se preocupe com a ortografia nem a concordância, sentimento é emoção. Descreva em detalhes o que a pessoa fez e o por que você sente gratidão por ela e pelo seu gesto. Explicite como essa atitude contribuiu para sua vida. Seja objetivo(a) e específico(a). Diga como essa pessoa (ou você mesmo) influenciou sua vida de maneira positiva. Reconheça os benefícios e explicite quais foram os aprendizados que você obteve desde então. Se necessário, pode repetir frases. Termine apenas quando já tiver expressado toda sua gratidão e se sentir satisfeito(a);

5. **Você pode informar como está sua vida agora:** Escreva no que a atitude dela contribuiu para seu estágio atual de vida e como o gesto, a lembrança e o exemplo dessa pessoa permanecem com você;

6. **Leia e releia o que escreveu e entre em contato com o sentimento de gratidão:** Aproveite o sentimento de prazer e alegria, usufrua dos benefícios que essa atitude proporciona agora;

7. **Finalize com uma afirmação que confirme sua intenção de ser grato:** Afirme e aceite os sentimentos que estão aflorando em você. Por exemplo: "Tenho gratidão por você", "Gosto muito de você", "Te amo", "Você é muito importante para mim". Se a carta for para você mesmo, utilize "Eu me amo, me admiro", "Reconheço todo o esforço e batalhas vencidas para eu chegar até aqui". Você pode também agradecer o ensinamento que uma determinada situação lhe trouxe;

8. **Assine e escreva a data;**

9. **Entregue a carta pessoalmente (de preferência):** Não seja tímido(a). Aproveite também para usufruir uma dupla felicidade: por poder agradecer e por fazer outra pessoa feliz.

Repita essas atitudes quantas vezes forem necessárias. Você precisa se sentir livre e grato(a) para ser mais feliz.

Agora, vamos avançar um pouco mais rumo à construção de emoções positivas.

Capítulo 10

Criar e viver emoções positivas

Vivenciar experiências que gerem emoções positivas é mais um passo na construção da felicidade. Mas, para se alcançar o bem-estar completo e mais duradouro, elas também devem estar acompanhadas de forças pessoais – aquelas partes positivas que compõem as nossas características pessoais, como já mencionei. Aproveite e refaça o teste das forças de caráter que sugerimos no Capítulo 4.

As emoções positivas têm o poder de ampliar a consciência, a percepção, o raciocínio e de aflorar os recursos internos necessários para lidar com situações adversas e desafiadoras, e ainda se abrir para novas possibilidades de pensamentos e ações e contribuírem para criar conexões neurais que se transformam em hábitos necessários para a construção da felicidade permanente.

Elas têm relação com as emoções e sentimentos agradáveis que trazem benefícios em um curto espaço de tempo, o que faz delas rápidas e passageiras. Alguns exemplos são: o contentamento, a tranquilidade, a alegria, o prazer, a satisfação, o orgulho, a serenidade, a gratidão, a esperança, a euforia e a diversão. Importante salientar que tais emoções não podem ser confundidas com o estado de espírito de felicidade – este, sim, de natureza duradoura.

Uma grande fonte de emoções positivas é a diversão. Esta está ligada ao bom humor e é umas das emoções mais agradáveis de se sentir. Tenho certeza de que você sabe do que estou falando e que já vivenciou a diversão ao sorrir, ao contar e ouvir piadas, ao compartilhar momentos alegres com outras pessoas ou ao participar de brincadeiras.

O amor é a origem e a fonte de uma das principais – quem sabe mesmo a maior – emoções positivas que o ser humano pode sentir. Todos vivemos a buscá-lo em conexões e relacionamentos. É ele que inspira o cuidado, o respeito, a proteção, a dedicação, a generosidade, o altruísmo, a dedicação a você mesmo(a) e aos outros. É esse sentimento que faz com que o ser humano seja melhor e mais positivo, usufrua de mais bem-estar e ultrapasse o egoísmo de dar afeto apenas na esperança do que vai receber.

Na minha pesquisa sobre a felicidade, entre os 29% que se declararam felizes, 49% eram casados. Tal fato também foi constatado em outras pesquisas, como nas desenvolvidas por Diener e Seligman e por David Myer.[115] Assim, tudo indica que os relacionamentos amorosos, estáveis, seguros e equilibrados realmente contribuem para o bem-estar das pessoas. O desafio, entretanto, é como conseguir este tipo de relacionamento. Porém, é possível e todos(as) podem conseguir. O começo desse relacionamento passa por você praticar o que estou apresentando neste livro para que você possa ser uma pessoa mais feliz. Mais à frente direi como.

As emoções positivas podem ser fruto de qualquer situação ou fato que ofereça prazer e satisfação. Já percebeu como as crianças encontram pequenas alegrias apenas ao pisar em folhas secas? Com o passar dos anos, no entanto, perdemos um pouco o prazer da simplicidade das pequenas coisas, mas é possível voltar a encontrar satisfação nas minúcias do dia a dia com a prática das atitudes a seguir.

Criar e cultivar experiências de prazer

Há muitas práticas que você pode trazer para seu cotidiano que lhe trarão momentos de alegria e bem-estar. Com certeza, você poderá incorporar alguma (ou algumas) destas no seu dia:

- Cozinhar um jantar para você e apreciar todo o processo além da degustação;
- Acender uma vela aromática e ficar alguns momentos em silêncio para apreciar o aroma;
- Caminhar pela praia prestando atenção no movimento e no som das ondas;
- Cantar uma música que adora enquanto está preso(a) no trânsito;
- Fazer uma caminhada no parque e prestar atenção nas árvores;
- Dar uma volta com seu animalzinho de estimação na praça e se atentar à alegria dele enquanto passeia;
- Ir ao seu café favorito saborear uma bebida nova;
- Prestar atenção no som da chuva;
- Viver experiências novas de viagens, amizades e degustação.

Sorria e seja gentil

Uma grande fonte de emoção positiva é utilizar o poder do sorriso como uma ferramenta grandiosa. Comece o dia sorrindo para você mesmo(a) diante do espelho ou da tela do celular, como a primeira atitude ao acordar. É conhecido o ditado popular: "Sorrir é sempre o melhor remédio".

Deixar que seu cérebro veja um sorriso no seu rosto (mesmo que no início seja forçado) pode ser uma ótima maneira de começar o dia, especialmente quando você acordar mais desanimado(a). Assim, ao transmitir felicidade ao cérebro, você contagia todas as pessoas próximas de você, efeito dos neurônios-espelho.

Alguns estudos comprovam que o sorriso ativa o córtex orbitofrontal (área do cérebro ligada à gratificação) e reduz os hormônios que aumentam com o estresse (como o cortisol e a adrenalina). [116] Assim, ajudam a liberar os hormônios da felicidade, que dão ânimo, motivação, prazer e alegria, além de reduzir a pressão sanguínea.

Um projeto de pesquisa da Wayne State University, utilizando as fotos dos cartões de beisebol dos jogadores da Major League, em 1952, conseguiu identificar que a extensão do sorriso de um jogador podia realmente prever a duração de sua vida. Os jogadores que não sorriam nas fotos viviam em média 72,9 anos, enquanto os jogadores com sorrisos radiantes viviam em média 79,9 anos.[117]

Segundo Ron Gutman, professor adjunto da Universidade Stanford, Charles Darwin desenvolveu um estudo sobre feedback facial e concluiu que, apenas a simulação de uma emoção pode despertá-la nas nossas mentes. Com base na teoria de Darwin, a descoberta é que o feedback facial modifica o processamento neural de conteúdo emocional do cérebro e nos faz sentir melhor quando sorrimos, pois estimula o sistema de recompensa cerebral muito mais do que um chocolate, por exemplo, que é um potente indutor de prazer.[118]

Lembre-se: Você é o que você pensa, e seu cérebro enxerga o que você vê por meio dos seus pensamentos.

Pensando nisso tudo, eis algumas atitudes que podem ajudar a construir uma vida mais feliz:

- Sorrir para si mesmo diante do espelho, mesmo que no início essa seja uma ação forçada;
- Sorrir e ser gentil para com quem você encontrar. Dê bom dia às pessoas da sua família, ao porteiro do prédio, aos colegas de trabalho ou a quem cruzar seu caminho. Gentileza gera gentileza;
- Segurar a porta do elevador para quem estiver saindo/entrando;
- Oferecer carona a um colega que mora próximo a você;
- Desejar um ótimo dia para as pessoas com quem tiver contato;
- Enaltecer o desempenho dos seus colaboradores.

Abrace mais

Abraçar é mágico e o calor transmitido pelo toque corporal dá conforto e libera ocitocina, uma das **DOSEs da Felicidade** que irá ajudar você a se sentir melhor de imediato.[119]

A phD em farmacologia pela Johns Hopkins University School of Medicine, Candece Pert,[120] mostra os efeitos benéficos do abraço para o tratamento de transtornos do humor e cita a "terapia do abraço de macaco", em que pesquisadores perceberem que bebês macacos que foram alimentados, mas não tocados, segurados ou abraçados desenvolveram todos os sinais de depressão e trauma. Contudo, quando foram abraçados constantemente por macacos mais velhos, tiveram esses sintomas revertidos.

Segundo ela, cada pessoa tem sua própria farmácia natural, e o abraço funciona como um "remédio natural", liberando endorfina, por exemplo, que tem o poder de quebrar o ciclo de feedback do cérebro, revertendo sentimentos e emoções negativos sem a necessidade de mais remédios. Assim, devemos levar a sério a frase "Abraços, sim; drogas, não".

Os medicamentos e as terapias são importantes e salvam vidas, mas a utilização das **DOSEs de Felicidade** como produtos químicos produzidos pelo próprio organismo pode aumentar a sensação de bem-estar, servindo de complemento a outros tratamentos.

Portanto, vamos abraçar. Vale qualquer abraço:

- Abrace seus familiares;
- Abrace seus amigos;
- Abrace aqueles com quem você tem qualquer tipo de relacionamento ou união;
- Abrace seus pets.

Elogie

Reconheça suas forças e virtudes e as de quem está ao seu lado. O elogio tem o efeito fantástico de reforçar a autoestima. Diga e expresse admiração por outros. A pessoa elogiada pode, inclusive, mudar o próprio comportamento a partir das suas palavras. O elogio tem um efeito multiplicador e, quando em cadeia, torna-se contagiante. Mas atenção: seja honesto(a) ao elogiar, a falsidade pode ter resultado inverso.

A primeira pessoa que você deve elogiar e reconhecer as qualidades e virtudes é você mesmo(a). Já falei sobre a importância do autoelogio para a autoestima e a autoconfiança.

Evite críticas, comparações e competições e opte por distribuir elogios. Você verá como essa atitude muda as pessoas e o clima do ambiente.

Algumas outras atitudes que podem ajudar:

- Autoelogiar-se. Isso aumentará sua autoconfiança;
- Admirar-se no espelho e dizer a si mesmo como está bonito(a) e confiante;
- Elogiar quem está perto de você: o corte de cabelo novo, a roupa, a gentileza, a inteligência, o bom humor... seja de quem for: o(a) companheiro(a), os filhos, as amigas, os colegas no trabalho, os amigos dos filhos, o atendente da loja;
- Elogiar o trabalho de alguém;
- Enaltecer o esforço de alguém que se dedica aos próprios sonhos e projetos;
- Admirar e apreciar diferentes tipos de beleza;
- Elogiar a comida de alguém que cozinhou com carinho para você;
- Elogiar em qualquer situação. É uma ótima maneira de quebrar o gelo e de fazer com que outras pessoas se tornem mais receptivas.

Pratique o jogo da bondade

Ser bondoso abrange generosidade, compaixão, amor altruísta e delicadeza. Significa ser bom para outras pessoas, fazer favores, praticar boas ações e cuidar dos outros.

Ter ações generosas podem ajudá-lo na construção da felicidade, uma vez que produzem realização e gratificação. A bondade provoca a liberação de ocitocina, o hormônio do amor, que faz bem para você, além de contribuir para as boas relações na família ou dentro de um grupo. Ao longo do tempo, essa prática serve para criar laços e solidificar relacionamentos.

Pesquisadores da Universidade de Michigan analisaram os resultados de atos de bondade de pessoas que se voluntariaram por motivos altruístas e constataram que elas apresentaram menor risco de mortalidade quatro anos depois, em especial aquelas que se voluntariaram com mais regularidade e frequência do que aquelas que agiram por motivos egoístas.[121]

Um estudo, citado no periódico *Psychological Bulletin*, em 2014,[122] também mostrou que o voluntariado entre idosos está associado à redução de sintomas de depressão, menores limitações funcionais e menor taxa de mortalidade. Pessoalmente, tenho feito pesquisas empíricas com pessoas com mais de 90 anos e constato que a maioria, além de otimista, realiza algum trabalho voluntário. Comece também uma pesquisa nesse sentido, vai se surpreender com os resultados.

Assim, pelo menos uma vez por semana, faça o jogo da bondade, ou seja, adote atitudes em prol do bem e exercite a prática com todos com quem você se encontrar. Envolva-os no jogo para que as atitudes os inspirem. Aos poucos, você perceberá o quanto essas práticas são contagiantes. Repita as ações até que virem um hábito.

Algumas sugestões são:

- Cumprimentar as pessoas. Comece dentro de casa e no trabalho. Diga "Bom dia", "Boa tarde", "Boa noite", "Por favor" e "Obrigado(a)" a todos que encontrar durante o dia;
- Fazer outras pessoas sorrirem;
- Agradecer;
- Ser prestativo;
- Gratificar os outros. Palavras bastam, mas também podem se tratar de gratificações financeiras;
- Oferecer uma bala, um doce ou um café para alguém;
- Fazer doações e participar de campanhas solidárias ou de trabalho voluntário;
- Procurar fazer pelo menos três coisas boas para outras pessoas todos os dias.

Valorize e comemore as conquistas

Quem celebra as próprias conquistas ganha mais confiança e motivação, além de melhorar a perspectiva em relação ao passado, ao presente e ao futuro, para seguir alcançando objetivos.

O cérebro precisa de estímulos e recompensas para se motivar e continuar a praticar determinadas atividades, e uma das formas de isso acontecer é por meio do reconhecimento de vitórias e celebração de conquistas.

As conquistas, mesmo quando pequenas, precisam ser celebradas.

A relação entre celebrar as próprias conquistas e a dopamina, neurotransmissor responsável pela sensação de prazer, satisfação e aumento da motivação, foi destacada pelo professor de psicologia na Universidade de Connecticut, nos Estados Unidos, John D. Salamone em um estudo sobre os efeitos da dopamina no cérebro publicado, em 2012, na revista *Neuron*. Ele afirma que a dopamina tem mais a ver com motivação e relação custo-benefício do que com o próprio prazer.[123]

CRIAR E VIVER EMOÇÕES POSITIVAS

Identifique e comemore suas conquistas. Para isso, você pode:

- Fazer uma lista de toda e qualquer conquista que teve ao longo da vida. É a percepção de que elas ocorreram no passado que lhe dará a confiança para buscar novos e maiores objetivos no presente e para o futuro;
- Comemorar o fato de ter conseguido acordar um pouquinho mais cedo;
- Comemorar ter conseguido a promoção pela qual você batalhou tanto;
- Valorizar seu esforço para se exercitar todos os dias;
- Celebrar ter cumprido uma meta, uma tarefa;
- Celebrar ter eliminado um pouco de peso no início da dieta, mesmo que o caminho ainda seja longo até sua meta;
- Celebrar o aniversário e mais um ano de vida;
- Celebrar os sonhos realizados;
- Valorizar o aprendizado de momentos desafiadores.

Cerque-se de pessoas positivas e afaste-se de pessoas negativas

Você deve procurar estar cercado de pessoas alegres e de bom humor. São aquelas pessoas cuja energia é contagiante e que parecem como um sol iluminando o ambiente. Elas são sempre otimistas e conseguem enxergar possibilidades mesmo nas situações adversas.

A pessoa negativa é aquela com uma vida desinteressante, insatisfatória, que vive sempre de mau-humor, que reclama de tudo, não consegue ver nada de bom em ninguém ou em nenhuma situação, está sempre desanimada e parece que "suga" a energia das pessoas e dos lugares onde está. O relacionamento com essas pessoas poderá ser tóxico, porém, antes de abandoná-las, procure ajudá-las a sair dessa zona desagradável que afasta os outros.

Tenha em mente que você é a média das pessoas com as quais você convive, isto porque costumamos procurar conviver com pessoas

201

que se assemelham a nós nos gostos, valores, educação etc. Se as pessoas próximas a você tendem à negatividade é possível que você seja influenciada por este ambiente. Ao contrário, se você está cercado(a) de pessoas positivas, cheias de otimismo, bom humor, há uma tendência a que você seja contaminado(a) com essa energia.

Isso pode acontecer como consequência dos neurônios-espelhos que ativam subliminarmente os circuitos fronto-parientais e fazem disparar a realização das mesmas ações específicas praticadas por uma pessoa em outra pessoa. Os neurônios-espelhos foram observados por Rizzolatti (1996) em estudos com macacos Rhesus, e associados a várias modalidades do comportamento humano: imitação, teoria da mente, aprendizado de novas habilidades e leitura da intenção em outros humanos.[124]

Também, pode decorrer do contágio social, as "imitações involuntárias" em que as pessoas influenciam ou se deixam influenciar por quem está perto, como sugerem Nicholas Christakis e James Fowler no livro *O poder das conexões*.[125]

É célebre a frase: "diga-me com quem andas e direi quem tu és", ou, como diz Jim Rohn: "Você é a média das 5 pessoas com quem mais convive."[126]

Daí a necessidade de autoconhecimento para que você não se deixe influenciar por pessoas negativas.

Então, para você ser uma pessoa mais feliz, procure sempre estar perto de pessoas positivas cuja energia possa servir de motor para você.

Você poderá adotar as seguintes atitudes:

- Selecione bem as pessoas com as quais irá se relacionar. Procure ter parceria sempre com as mais positivas;
- Se você tiver que conviver com alguém negativo, coloque limites e se posicione para que a negatividade não o contamine e, assim, evite que sua vida se torne também insatisfatória;
- Saia de grupos de WhatsApp que só fazem fofoca e comentários negativos;

CRIAR E VIVER EMOÇÕES POSITIVAS

- Silencie pessoas que só entram em contato para reclamar ou trazer notícias ruins;
- Não se compare e deixe de seguir nas redes sociais pessoas que fazem com que você se sinta inferior;
- Participe de grupos que promovem discussões enriquecedoras e motivadoras;
- Crie um grupo com pessoas que você admira e com quem possa compartilhar projetos e desenvolver ideias criativas.

Elimine objetos que tragam recordações tristes

É normal que você guarde objetos de recordação, sejam eles livros, cartas ou joias, que funcionem como símbolo de memórias de bons momentos e de pessoas queridas. Se esses objetos, entretanto, trazem lembranças tristes ou que o deixam desanimado, eles podem estar lhe prendendo e impedindo você de superar um fato e de prosseguir com a sua vida, abrindo-se para novas possibilidades.

Identifique se o hábito de guardar essas lembranças é saudável, gostoso e lhe traz alegria, ou trata-se de um apego exagerado. O tempo passa e, com ele, os fatos, situações e pessoas que não fazem mais parte do seu mundo de agora.

Pratique as seguintes atitudes:

- Retire do guarda-roupa peças antigas que não servem mais ou que não expressam sua personalidade atual;
- Se você não conseguir se desfazer desses objetos que trazem recordações dolorosas, guarde em um armário, ou em local escondido que você não fique vendo, os objetos de alguém que já faleceu e que só trazem memórias doloridas e negativas;
- Providência urgente: jogue fora, doe, devolva ou venda os objetos que ganhou de um ex e que despertam sentimentos dolorosos, mesmo que seja um item

203

valioso. Enquanto esses objetos estiverem em seu poder, você continuará arrastando o sofrimento na sua vida e deixará de encontrar novos relacionamentos saudáveis;

- Deixe de usar perfumes que remetam a recordações tristes;
- Doe brinquedos e roupinhas de um pet que já faleceu.

Desapegue de roupas e objetos que não utiliza mais

O apego exagerado, seja a roupas ou objetos, pode ser uma amarra e estar relacionado ao medo do novo. A desarrumação externa pode ser consequência de desorganização interna.

Arrumar gavetas, armários e caixas é um trabalho desafiador, além de remexer lembranças. Procure curtir as boas memórias, mas aproveite para se libertar daquelas desagradáveis, se desfazendo de objetos que lhe tragam essas recordações.

O psicanalista e professor da Universidade Federal de Pernambuco (UFPE), Bruno Severo Gomes, explica que as memórias já são suficientes para nos levar ao passado e que guardar coisas denotaria que algo pode não estar resolvido emocionalmente no indivíduo.[127]

Para o psicanalista, quem guarda objetos que remetem a dor e a tristeza alimenta um sentimento de culpa pelo que ocorreu e tem um desejo inconsciente de que a ação relacionada ao objeto volte a acontecer, como, por exemplo, reatar um namoro, mesmo que a possibilidade seja remota e a situação tenha lhe causado sofrimentos.

Identifique o motivo de você ainda manter com você o objeto ou roupa. Ele lhe traz alegria, tem utilidade ou apenas preenche um vazio? Neste último caso, desfaça-se e siga em frente.

Atitudes que poderão ser praticadas:

PROCURE
SEMPRE ESTAR
PERTO DE
PESSOAS POSITIVAS
CUJA ENERGIA
POSSA SERVIR
DE MOTOR
PARA VOCÊ.

- Arrumar armários e gavetas não é fácil, requer tempo, energia e desapego. Comece escolhendo uma gaveta por vez e olhe tudo que há nela, separando aquilo que já não gosta e não usa mais para doação ou descarte;
- Pergunte-se se faz sentido ou se há utilidade em você continuar guardando esses objetos e roupas;
- Retire do armário toalhas e roupas de cama que estejam em excesso ou velhas;
- Olhe os armários da cozinha e desfaça-se de utensílios ou eletrodomésticos que nunca são usados;
- Jogue fora utensílios e objetos que precisam ser substituídos.

Tenha senso de humor

É possível levar a vida com mais leveza, ser mais descontraído, mais alegre, estar mais de bem com a vida, transformar momentos mais tristes em menos tensos, procurar aliviar tensões, aprender a rir de você mesmo(a), dos seus enganos e erros.

Ter senso de humor é saber que ninguém é perfeito e não cobrar expectativas suas em relação aos comportamentos seus e, também, de outras pessoas.

É o senso de humor que fará você olhar para os seus "erros" e "defeitos" com leveza, reconhecer que, como ser humano, todos erram, inclusive, você, e aprender dar risada de você mesmo(a).

O senso de humor ajuda a melhorar a sua disposição diante de momentos mais desafiadores.

Experimente as seguintes atitudes:

- Seja espirituoso, veja o lado engraçado das situações;
- Conte histórias engraçadas e evite piadas de mau gosto;
- Ria com leveza de erros bobos, sem agressões;
- Aprenda a rir de si mesmo(a);
- Não se leve tão a sério, acolha os seus defeitos, pratique a autoaceitação;

- Evite fazer comentários ofensivos;
- Assista a séries, filmes ou peças de comédia e ria mais;
- Brinque mais, pense na leveza das crianças em brincar com coisas simples.

Seja otimista e esperançoso

O otimista interpreta as situações desfavoráveis como passageiras e passíveis de serem superadas. Ser otimista é saber enxergar o lado bom e ter uma visão mais positiva e favorável dos acontecimentos. Quem tem otimismo é esperançoso e aguarda que o cenário mude e que o futuro seja melhor. Para ele, a esperança deve estar presente diante das adversidades, pois é ela que dá força para agir e seguir na busca por mudanças.

Ter otimismo melhora o desempenho, a motivação, reduz chances de doenças, ajuda nos relacionamentos e contribui para a felicidade.

Um estudo liderado por Eric Kim, psicólogo e professor assistente da Universidade da Columbia Britânica, no Canadá, avaliou a associação entre otimismo e a mortalidade por causa específica em mulheres.[128] A pesquisa descobriu que a falta de otimismo está associada a uma ampla gama de causas de mortalidade, o que contribui para uma crescente base de evidências de que o otimismo desempenha um papel importante na saúde e na longevidade dos seres humanos.

Usando dados prospectivos do Nurses' Health Study, medindo o otimismo disposicional em 2004 e avaliando as taxas de mortalidade por todas as causas e por causas específicas entre 2006 e 2012, os pesquisadores constataram que o otimismo está ampla e fortemente associado a um menor risco de mortalidade.

Para Martin Seligman, o otimismo é uma das grandes fontes da felicidade.[129]

Aprenda a ser otimista praticando as seguintes atitudes:

- Reconheça que podem existir situações desfavoráveis, decepções e que desafios são normais na vida, mas lembre-se de que são temporários e podem ser superados;
- Procure se concentrar em aspectos e memórias positivos;
- Tenha referências e modelos de inspiração e os acompanhe, siga exemplos;
- Foque os seus sonhos e não a vida dos outros;
- Planeje, mas evite tentar prever o futuro;
- Seja flexível diante das situações;
- Coloque sua energia na solução e não no problema;
- Esforce-se para viver no momento presente, você somente terá o que colher no futuro se semear no presente;
- Acredite que os resultados podem ser positivos, mesmo aqueles aparentemente não tão bons podem ser lições, experiências e aprendizados;
- Tenha **FEDDA**.

Savoring

Saborear momentos é a arte de saborear e vivenciar experiências e momentos positivos no seu presente. Consiste em alimentar positivamente a mente, o espírito e os relacionamentos. Para desenvolver essa prática é preciso fazer um esforço consciente para criar, manter e desfrutar das emoções positivas provocadas pelas experiências, em vez de, simplesmente, usufruí-las.

Pessoas que saboreiam pequenos prazeres do dia a dia são mais autoconfiantes, mais alegres, menos estressadas, mais otimistas e mais satisfeitas com a própria vida.

Para ter *savoring*:

- Não deixe a correria do dia a dia reduzir a sua capacidade de experimentar o sabor de uma comida ou de matar a sede ao beber um copo d'água;
- Encontre prazer nos detalhes do acontecimentos do seu dia a dia;

- Aprenda a apreciar experiências comuns, como o calor de uma xícara quente de café encostando em suas mãos frias;
- Procure experiências sensoriais que envolvam os cinco sentidos;
- Aprecie os momentos em família;
- Contemple a natureza, uma flor, uma paisagem, um pássaro, um animal fofo passando na rua;
- Crie um cantinho seu, com suas fotos, plantas, lembranças de viagens e objetos de valor sentimental que lhe tragam recordações alegres;
- Aprecie fotos de momentos positivos;
- Relembre boas memórias ao lado de amigos;
- Enxergue cada momento como se fosse o último da sua vida e aproveite-o.

Inteligência espiritual

Hoje já se sabe que desenvolver o QI (quociente de inteligência) e o QE (quociente emocional) não é suficiente para alcançar a felicidade e a realização de sonhos. É necessário que se desenvolva o QS (a inteligência espiritual).

Segundo Danah Zohar e Ian Marshall,[130] os seres humanos são, essencialmente, criaturas espirituais e impulsionadas por um anseio especificamente humano: o de encontrar sentido e valor no que faz e no que experimenta. Para eles, o humano vê a vida em um contexto mais amplo, que procura sentido, seja na família, na comunidade, no clube de futebol, no trabalho, nas convicções religiosas ou no universo em si.

Inteligência espiritual não tem relação com religião, e sim com o espírito. Ela consiste na busca pelo equilíbrio e pela harmonia entre emoção e razão, de acordo com seus valores e princípios. Para aumentar o seu QS, identifique e respeite quais são os seus valores éticos, as suas crenças, se você respeita seu sentir, o seu coração e um viver com significado.

Ansiamos por algo pelo qual aspirar e que nos leve além de nós mesmos e do momento presente. Aspiramos por alguma coisa que nos dê, e dê aos nossos atos, um senso de valor.

Com a inteligência espiritual você consegue avaliar qual é o melhor caminho a seguir e qual faz mais sentido.

Sendo assim, para desenvolver sua inteligência espiritual, você pode:

- Conhecer as suas forças que estarão sempre prontas para socorrê-lo em qualquer momento;
- Passar a ouvir mais a sua intuição;
- Praticar a empatia e a compaixão consigo mesmo e com os outros;
- Aceitar a diversidade: aceitar e amar as pessoas como são e não como você gostaria que elas fossem;
- Procurar agir de acordo com seus valores internos;
- Se aprofundar no autoconhecimento e ter mais consciência de quem você é e de qual é a sua essência;
- Aprender a transformar lições em sabedoria;
- Não esperar crises ou adversidades para reconhecer e dar valor ao que realmente é importante para você;
- Compreender que as pessoas são diferentes e cada uma tem seus limites;
- Praticar a autoaceitação e compreender suas características positivas e negativas, sem deixar que isso o(a) impeça de procurar evoluir.

Agora que você já sabe a importância de criar e viver emoções positivas, devemos prosseguir navegando rumo à construção da felicidade aprendendo quais as atividades que liberam os hormônios que são **DOSEs de Felicidade**.

Capítulo 11

Criar e manter atitudes que liberem DOSEs de Felicidade

No Capítulo 6, mostrei como as suas atitudes têm o poder de provocar reações fisiológicas que ativam a liberação de hormônios que injetarão em seu organismo as **DOSEs de Felicidade**. As atividades que liberam Dopamina, a Ocitocina, a Serotonina e a Endorfina conseguem, de imediato, estimular reações de bem-estar em seu corpo e, quanto mais permanecerem em você, maior será o efeito de cada uma. Lembrando que essas reações são passageiras e, para que elas permaneçam em você e resultem em estados mais prolongados, você terá que repetir essas atitudes por, no mínimo, vinte e um dias – assim, elas irão se incorporar ao seu dia a dia e se transformarão em hábito, passando a ser automáticas no seu cérebro.

Nesta parte do livro, vou mostrar a você uma série de atitudes positivas que irão liberar as **DOSEs de Felicidade** para que você possa, aos poucos, construir cada vez mais momentos felizes.

Pratique as seguintes atividades:

Exclua notícias, programas de TV e grupos de conversas com assuntos negativos e fake news

DOSE de Felicidade liberada: Ocitocina (calma e segurança) e Endorfina (hormônio do bem-estar).

211

Você pode até achar que uma atitude simples como essa não fará diferença no seu dia a dia, mas, eu garanto: quanto mais você se mantiver distante de notícias e pautas negativas, mais próxima das vibrações positivas você ficará.

As notícias ruins têm o mesmo efeito no organismo de uma luta e fuga, causam tristeza, aceleram os batimentos cardíacos, a respiração, a pressão sobe e os músculos se contraem. Elas provocam a liberação de cortisol e adrenalina que, em excesso, poderão causar estresse, angústia, ansiedade, doenças, afetando a sua saúde mental.

Não quero dizer com isso que você deve se afastar de todas as notícias e se manter alienado(a) a pautas e temas importantes. Quero que você perceba que é importante filtrar o conteúdo que consome. Você pode, por exemplo, deixar de assistir programas sensacionalistas ou que exploram a vida das pessoas, sem deixar de ler ou ouvir jornais e revistas que tragam os fatos sobre a economia e a política.

Nos grupos de amigos em seu celular, faça o exercício de perceber quais deles nunca trazem pontos positivos. Silencie-os e evite manter contato com quem só reclama da vida. Não estou dizendo que você deve ignorar seus amigos em momentos difíceis, mas você tem o poder de observar quando se trata de um incidente pontual e quando está com alguém que nunca é capaz de enxergar algo de bom.

Nas redes sociais, uma dica é deixar de seguir pessoas que lhe causem algum tipo de desconforto. Se você segue uma influenciadora fitness, por exemplo, e sente que as postagens dela apenas fazem com que você se sinta oprimido(a) por não ter o corpo dos sonhos ou uma rotina que permita uma vida cheia de exercício como a dela, esse conteúdo não está sendo positivo para você. Experimente trocar e seguir alguém que também tenha uma vida saudável, mas que leva uma rotina real e próxima da sua. Algo que seja verdadeiramente alcançável e compatível com a sua vida.

Movimente-se: caminhada, corrida, andar de bike, exercício, dança

DOSE de Felicidade liberada: Endorfina (hormônio do prazer e bem-estar) e Dopamina (recompensa).

Talvez você seja o tipo de pessoa que só de pensar em precisar mexer o corpo, sinta um desânimo imenso ou, imediatamente, comece a pensar nas mais variadas desculpas para dizer que não consegue.

Minha dica para começar a se exercitar é: procure algo que você goste de verdade. Se não se sente bem fazendo musculação na academia, mas adora dançar à noite com as amigas, que tal procurar uma aula de dança? Existem muitas modalidades hoje e você não precisa se prender só na aula de zumba ou no *fit dance*. Pode procurar um ballet, sapateado, jazz ou até algo para desenvolver sua sensualidade como um pole dance, dança do ventre ou stiletto. Aposto que uma aula assim, inclusive, irá ajudar a melhorar sua autoestima e vai lhe dar mais autoconfiança! Vale até fazer dança dentro de casa.

Agora, se você não suporta dançar, uma simples caminhada no bairro sozinha ou com o seu cachorro pode estimular a liberação dos hormônios da felicidade. Comece aos poucos, cinco minutos em um dia, dez no outro e vá aumentando conforme se sentir melhor. Tenho certeza de que a sensação de bem-estar que sentirá depois disso se tornará viciante e, a cada dia, você se sentirá mais bem disposto(a) para aumentar a quantidade de atividade física.

Determine dia e hora para praticar a atividade para que você crie a rotina e o hábito no seu cérebro.

Importante lembrar que toda atividade física deve ser orientada por profissionais da área.

Assista filmes, ouça e cante músicas leves e alegres

DOSE de Felicidade liberada: Endorfina (*hormônio do prazer e da alegria que ajuda a se sentir mais feliz*).

Você pode até ser fã de músicas e filmes melancólicos ou introspectivos, mas quando o assunto é o **Treinamento da Felicidade**, quero que você perceba que os filmes e as músicas alegres podem ser grandes aliados para que você comece a se sentir mais feliz todos os dias.

Escolha seu aplicativo de música favorito e crie uma playlist com músicas alto astral que fazem com que você se sinta bem-disposto. E, para isso, quero que você se lembre que não há preconceitos musicais. Essa playlist é só sua e pode conter todas as músicas que você quiser, desde que elas tragam a você a sensação de energia e positividade.

Você pode fazer o mesmo com filmes e séries. Se é do time que adora uma série policial, guerras ou filmes tristes, mas sente que esse tipo de conteúdo tem deixado você com um clima um pouco ruim, se force a mudar um pouco o padrão. Nem que seja por um tempo apenas.

Pode ser árduo no início, mas conforme as **DOSEs de Felicidade** passarem a ser liberadas em seu organismo, seu cérebro fará novas conexões neurais e, em pouco tempo, essa sensação penosa será substituída por uma outra muito alegre e prazerosa.

Lembre-se que adotar atitudes positivas trará a você mais felicidade a longo prazo. Use essa informação como âncora sempre que pensar em desistir do que está fazendo.

Faça um teste: assista a um filme triste e veja como ele lhe contagia e pode lhe levar às lágrimas. Agora assista a um filme alegre, um musical, uma comédia e sinta o efeito e a diferença de emoção que ele lhe provoca.

PESSOAS QUE SABOREIAM PEQUENOS PRAZERES DO DIA A DIA SÃO MAIS AUTOCONFIANTES, MAIS ALEGRES, MENOS ESTRESSADAS, MAIS OTIMISTAS E MAIS SATISFEITAS COM A PRÓPRIA VIDA.

Medite

DOSE de Felicidade liberada: *Dopamina (prazer, motivação), Serotonina (equilíbrio) e Ocitocina (calma e segurança).*

Investigações científicas comprovam que a meditação é a mais poderosa e eficiente ferramenta para se acalmar e controlar a mente, reduzir a ansiedade, o estresse e, também, para obter maior autoconhecimento, ampliar a consciência, ter mais inteligência emocional, ter mais bem-estar pessoal, aumentar e ampliar o conhecimento sobre o mundo e a vida como um todo. Outros estudos científicos evidenciam como a prática da atenção plena, conhecida como mindfulness, têm grande influência na saúde mental dos seres humanos.[131]

Para a Dra. Susan Andrews, "A meditação pode aumentar nossa felicidade não apenas pela transformação dos elementos tóxicos da nossa bioquímica em um coquetel de sensações internas positivas, mas também pelo fato de 'recircuitar' nosso cérebro."[132]

Como já falei, nas investigações do cérebro do monge budista Matthieu Ricard, considerado o homem mais feliz do mundo, foram constatados os efeitos da meditação no cérebro dele e no seu nível de contentamento. A partir desses exames da oscilação do córtex pré-frontal, pode ser comprovado que a meditação praticada regularmente tem o poder de alterar a própria fisiologia do cérebro para que a atividade dele ocorra mais no lado esquerdo e, com isso, a pessoa possa ser mais alegre e ter mais felicidade.[133]

Praticar a meditação pode ser uma experiência transformadora, pois somente você tem a capacidade de mudar o seu cérebro.

Esta ferramenta pode lhe ajudar, também, a ter mais sensibilidade, estar presente no agora e estimular o potencial criativo que existe em você. Por meio dela é possível treinar a concentração para adotar posturas mais inteligentes, flexíveis e até para ser mais produtivo.

A prática da meditação faz com que você se conheça melhor, trazendo à tona do consciente as memórias guardadas no subcons-

ciente, contribuindo para um maior autoconhecimento, para o aumento da autoestima, da autoconfiança e da felicidade.

Meditar, principalmente, com foco em mindfulness e na atenção plena tem essa premissa: trazer nossa atenção para o que estamos vivendo no momento.

A vida moderna, as redes sociais e uma rotina cada vez mais agitada, muitas vezes, tende a nos fazer pensar apenas no que virá a seguir. Quantas vezes você, por exemplo, acabou de conquistar algo que queria muito e, minutos depois, já estava pensando no que conquistaria a seguir? Pois é. Precisamos estar atentos para não cair na cilada de viver apenas do passado ou do futuro.

Uma dica interessante para começar é praticar mindfulness enquanto come um pedaço de chocolate ou de sua sobremesa favorita. Traga toda a sua atenção para esse momento. Respire fundo algumas vezes e foque o que está à sua frente. Qual é o cheiro desse doce? Que memória afetiva ele traz? Coma um pedaço pequeno e mastigue com calma. Consegue pensar em todas as camadas de sabor do que está provando?

Forçar a mente a estar no presente pode ser bastante desafiador para quem é ansioso e tem os pensamentos agitados. Não deixe de usar o **FEDDA** para fazer esta prática diariamente. Isso trará benefícios incríveis para sua vida e, com certeza, mais felicidade a longo prazo.

Existem várias técnicas de meditação, aqui vou passar uma bem simples e fácil de seguir:

Meditação de relaxamento

Se desejar, você pode colocar uma música calma e deixar o ambiente na penumbra. De preferência, procure um ambiente reservado.

1. Sente-se confortavelmente e deixe o ar entrar e sair lentamente do seu corpo;

PRÁTICA DA FELICIDADE

2. Tire um tempo para deixar o seu corpo se acomodar, ficando mais e mais confortável;
3. Sinta cada parte do seu corpo relaxando. Alguma parte está mais tensa? Seus ombros? Seu pescoço? Imagine que essa parte se torna mais relaxada a cada instante que passa. Desprenda todas as tensões que sentir;
4. Comece a prestar atenção na sua respiração;
5. Mantenha seu foco em respirar pelo abdômen, expandindo-o ao inspirar e retraindo-o ao expirar. Deixe a respiração fluir naturalmente. Livremente;
6. Observe esse movimento do ar entrando e saindo. Seu tórax subindo e descendo;
7. Relaxe;
8. Por um minuto, conte as suas respirações. Inspire e expire e conte um. Inspire e expire e conte dois. E assim por diante;
9. Respire naturalmente. Permita que as suas respirações levem o tempo delas, podendo ter durações diferentes, apenas continue focando a sua respiração e na contagem do número delas;
10. Seus pensamentos vão ficando mais tranquilos. Você vai relaxando cada vez mais;
11. Preste atenção em como seu corpo está se sentindo. Sinta como ele está mais relaxado;
12. Agradeça a si mesmo por se permitir vivenciar esse momento;
13. Lentamente movimente a sua cabeça, os seus ombros. Mexa os dedos das mãos, dos pés;
14. Sinta-se renovado e relaxado para continuar o seu dia e, ao seu tempo, abra os olhos.

Troque cada pensamento negativo por três pensamentos positivos

DOSE *de Felicidade liberada*: *Ocitocina (calma e segurança) e Endorfina (bem-estar).*

218

CRIAR E MANTER ATITUDES QUE LIBEREM DOSES DE FELICIDADE

Sempre que perceber que está preso em uma onda de pensamentos negativos procure se forçar a pensar em três pensamentos positivos para neutralizar a força da negatividade.

Esta atitude pode ser bastante desafiadora, mas também será capaz de fazer grandes mudanças em sua forma de enxergar o mundo.

Para cada pensamento negativo você precisará de três pensamentos positivos. Como já falei, os pensamentos negativos tendem a liberar mais cortisol que tem uma absorção lenta, enquanto os hormônios do bem-estar têm a absorção mais rápida, daí porque é necessária uma maior liberação de **DOSEs de Felicidade** para enfrentar os pensamentos negativos.

Se, pela manhã, você acorda sem muita disposição para fazer atividade física antes de começar a trabalhar e passa a encontrar desculpas para não fazer, experimente pensar na sensação de bem--estar que costuma vir logo após a prática. Por exemplo:

Um pensamento negativo: *Hoje está frio e me sinto cansado(a), não vou treinar e prefiro dormir um pouco mais.*

Três pensamentos positivos: *Até está frio, mas posso fazer pelo menos vinte minutos em vez dos sessenta minutos habituais; Se eu levantar e fizer atividade física mesmo no frio, vou me sentir muito orgulhoso(a) por ter tido força de vontade; e Fazer exercício pela manhã faz com que eu me sinta mais disposto ao longo do dia.*

Segue outro exemplo para que você tenha como referência:

Um pensamento negativo: *Hoje minha autoestima não está nada boa porque minha calça não fechou.*

Três pensamentos positivos: *Posso até estar um pouco acima do peso, mas sou uma pessoa inteligente e determinado(a); Sou capaz de mudar qualquer cenário triste por um cenário melhor; e Sou gentil comigo e respeito o tempo que preciso para me adaptar a mudanças.*

E então? Consegue imaginar três pensamentos positivos para cada pensamento negativo que parecem ter um peso maior do que real-

219

mente têm? Tenho certeza de que com esta prática você começará a encarar a vida com um olhar mais assertivo.

Percebe como um mesmo cenário pode ser modificado apenas quando se toma consciência da presença de pensamentos negativos e consegue-se transformá-los em positivos? Sei que é desafiador e que, nem sempre, os pensamentos positivos vencerão, mas quanto mais você fizer esta prática, maiores serão as chances de realmente conseguir mudar hábitos antigos e de encontrar a felicidade duradoura.

Substitua palavras negativas e desanimadoras por palavras positivas que o desafiem

DOSE de Felicidade liberada: Endorfina *(bom-humor)* e Ocitocina *(confiança)*.

A Programação Neurolinguística, famosa pela sigla PNL, é uma abordagem de comunicação, autodesenvolvimento e psicoterapia que atesta a existência de uma conexão da nossa parte neurológica com os diferentes tipos de linguagem e os padrões comportamentais.[134]

Parece complexo? Eu esclareço. Basicamente, quando você opta, de maneira consciente, por substituir palavras que tenham uma conotação negativa, isso reflete de maneira direta em sua parte neurológica, fazendo com que você se sinta mais motivado, capaz de lidar com situações desafiadoras e aumentar a sua resiliência.

Como já falei antes, o seu cérebro vê o que você pensa, portanto, se você fixar seus pensamentos em palavras desagradáveis e negativas, o seu cérebro ficará paralisado nessas situações e irá liberar hormônios que não são saudáveis e a tendência é que você não consiga sair dessa situação.

Se você estiver atento, verá que ao longo do livro eu raramente uso as palavras "difícil" e "problema" e procuro substituí-las por "desafio". Também aplico esta máxima em minha vida e evito escolher palavras com conotação negativa. Com isso procuro criar sempre uma visão positiva dos acontecimentos.

Esta atividade é muito boa para ser feita com a família, com os colegas de trabalho.

Então, procure substituir as palavras negativas por palavras que irão estimular, motivar e dar mais energia para o seu cérebro e para você.

Alguns exemplos para substituição de palavras:

- Difícil, dificuldade e problema podem ser substituídas por **desafio, oportunidade, possibilidade**;
- Obstáculo, por **situação, evento, acontecimento.**

Engajamento ou estado de *flow*

DOSE de felicidade liberada: Dopamina (atenção), Serotonina (redução do estresse) e Ocitocina (calma).

Na psicologia positiva, o termo engajamento define o estado em que se consegue juntar energia, dedicação e integração na atividade sendo executada. As pessoas quando estão engajadas performam melhor. Já o estado de *flow* – também conhecido como estado de fluxo – é caracterizado por experiências que se permite entrar em um verdadeiro estado de êxtase a partir de um momento de foco total. Tal estado pode ocorrer em qualquer atividade: nas artes, nos esportes, em brincadeiras infantis, em uma conversa com amigos ou no trabalho.

O estado de fluxo se aproxima do Engajamento e representa a concentração máxima, quando a pessoa está completamente absorvida pela experiência e não percebe o tempo passar.

O conceito do estado de *flow* foi desenvolvido por Mihaly Csikszentmihalyi, grande estudioso da psicologia positiva. Em seu livro,

Flow: a psicologia do alto desempenho e da felicidade,[135] o autor relata que presenciou esse momento de satisfação plena em diferentes classes sociais sem que isso tivesse qualquer relação com bens materiais.

Você já presenciou, por exemplo, um músico tão concentrado enquanto tocava seu instrumento que parecia não ter atenção para nada mais que aquele momento? O filme *Soul,*[136] da Pixar, pode dar uma ideia bem representada do que estou dizendo.

Quando você incorporar em suas atitudes positivas experiências que levem você a esse estado de satisfação plena, a felicidade duradoura certamente estará mais perto de ser conquistada.

Abaixo, deixo algumas indicações do que caracteriza um estado de *flow* para que você consiga reconhecê-lo com mais facilidade:

- Momento de experiência e máxima concentração;
- Concentração no aqui e no agora;
- Atividades com muito envolvimento e/ou desafiadoras;
- Desafios compatíveis com suas habilidades;
- Comprometimento com a tarefa;
- Consciência de tempo quase nula;
- A experiência é a recompensa.

Faça sexo e consiga bons orgasmos

DOSE de felicidade liberada: Dopamina (prazer), Ocitocina (hormônio do amor), Serotonina (desejo sexual) e Endorfina (bom-humor).

Esta atividade é a mais potente de todas, pois, de uma só vez, você consegue liberar em grandes quantidades todos os hormônios da felicidade dentro de você. As **DOSEs de Felicidade** liberadas antes, durante e depois do sexo melhoram o humor quase imediatamente, diminuem as tensões do dia a dia, reduzem os efeitos do estresse no corpo e das chances de infecção e, ainda, provocam uma sensação de completude e realização.[137]

O orgasmo no ato sexual acontece além do simples contato físico, pois há componentes mentais e espirituais. Ele é o foco do prazer, é o clímax da interação sexual do desejo e da excitação. Esse clímax se dá a partir do cérebro e da liberação dos hormônios Dopamina, Ocitocina, Serotonima e Endorfina no organismo. Com a descarga desses neurotransmissores em grande quantidade, cada pessoa tem uma reação diferente com o orgasmo: choro, gritos ou risadas.

Além disso, as sensações despertadas pelo ato sexual, inclusive a imaginação e a fantasia, ativam vários mecanismos do corpo e podem provocar grande prazer – mesmo sem haver orgasmo – e a pessoa se beneficiar, ainda assim, dos efeitos da descarga hormonal.

Sugiro colocar atenção para que as relações sexuais sejam verdadeiras e com entrega total – corpo, mente e sentimentos – para gerar orgasmos plenos e satisfatórios, pois as relações sexuais superficiais podem até levar a orgasmos, mas, também, provocar frustrações.

Mantenha a vitalidade

DOSE de felicidade liberada: *Dopamina (motivação e recompensa) e Endorfina (melhora memória e cognição).*

Vitalidade, ou saúde, tem relação com o vigor físico e mental.

Para Martin Seligman,[138] a vitalidade descreve um aspecto dinâmico do bem-estar marcado pela experiência subjetiva de energia e de se estar vivo. O autor afirma que ela está conectada a dois aspectos: somático (corpo) e psicológico.

No nível somático, a vitalidade está ligada à saúde física e ao funcionamento corporal, assim como estar livre da fadiga e da doença. No nível psicológico, a vitalidade reflete a experiência da vontade, da efetividade e integração do *self* tanto no nível intrapessoal como no nível interpessoal. Tensões psicológicas, conflitos e estressores impedem a experiência da vitalidade.

A vitalidade está assentada no tripé: dormir bem, comer melhor e movimentar-se. Ela resulta da prática de todas as outras atividades que já falei anteriormente. Boas noites de sono e alimentação saudável aumentam a vitalidade, a imunidade e diminuem os riscos de doenças. O simples movimento tem tanta importância quanto o exercício físico – subir as escadas em vez de pegar o elevador, trabalhar no jardim ou descer do ônibus algumas quadras antes são hábitos simples que você pode adotar e que vão lhe trazer mais disposição no seu dia a dia.

No livro *Zonas azuis*, Dan Buettner[139] mostra pesquisas nos países mais longevos do mundo que comprovam que a vida longa é alcançada, entre outros fatores, porque essas pessoas se movimentam. Apesar de não frequentarem academias, elas caminham para o trabalho, fazem atividades manuais, não passam o tempo todo sentadas e sobem e descem ladeiras e montanhas.

Movimente-se e tenha mais felicidade!

Até aqui você já viu que as atividades que executa têm impacto sobre a liberação de hormônios que são **DOSEs de Felicidade**, portanto, chegou também a hora de você cultivar relacionamentos que é uma das bases da felicidade.

Capítulo 12

Cultivar relacionamentos verdadeiros

Aprender a cultivar relacionamentos verdadeiros faz parte da vida de pessoas felizes.

Lembra-se que já citei o estudo mais longo já feito com pessoas, durante setenta e cinco anos, pela Universidade Harvard? Nele foi constatado que são as relações pessoais que melhor garantem uma vida mais feliz, com mais saúde física e mental. As pessoas que criaram laços mais fortes com outros seres humanos viveram mais e melhor, independentemente de dinheiro, emprego ou status.

Quando são vivenciadas emoções positivas por meio dos relacionamentos, além do crescimento pessoal, ainda se possibilita o crescimento do outro. Por isso, é importante a escolha por relacionamentos que despertem o que há de melhor em nós.

A Dra. Barbara Fredrickson[140] ensina que se aprende pela dor ou pelo amor. Então, na construção de bons relacionamentos é importante considerar que o amor é o sentimento de ligação entre duas pessoas que se conectam por meio de uma emoção positiva, seja ela intensa ou não. Para ela, a forma mais adequada para se ter relacionamentos é com base no amor, considerando-se este de modo mais amplo, indo além dos relacionamentos mais próximos, ele é a simultaneidade entre emoção positiva compartilhada, a sincronia e o investimento mútuo no bem-estar do outro.

PRÁTICA DA FELICIDADE

Como referência para se ter e manter bons relacionamentos, o Dr. Shawn Archor, autor do livro *O jeito Harvard de ser feliz*,[141] aponta que precisamos ter no nosso convívio três tipos de pessoas: **os pilares**, que são as pessoas que apoiam, dão suporte e estão perto nos momentos bons e ruins da vida; **as pontes**, que são aquelas que ajudam a pessoa a chegar a algum lugar; e **os extensores**, que são as pessoas que nos fazem ser melhor do que somos.

Assim, para cultivar bons relacionamentos que irão contribuir para a sua saúde mental e maior felicidade, é importante que você esteja cercado(a) de pessoas que preencham as suas necessidades e com quem possa haver uma troca no sentido de você também preencher as delas. Daí pode ser importante diversificar as amizades que possam preencher vários aspectos das atividades que você faz e que lhe fazem bem, por exemplo, amigos para dançar, outros para sorrir, viajar, fazer cursos etc.

Pensando nisso, o que quero que você pratique agora para ser mais feliz é reconhecer em sua vida quem são as pessoas com as quais você já tem, ou pode ter, mais relacionamentos positivos e quem são as pessoas que você considera como seus pilares, pontes e extensores.

A partir disso, cultive bons relacionamentos por meio das atitudes sugeridas a seguir:

- Construa uma rede de apoio social;
- Desenvolva a escuta ativa e preste atenção no que seus amigos dizem;
- Deixe o celular de lado durante almoços ou eventos sociais e esteja presente no momento;
- Peça ajuda em momentos desafiadores e confie que seus amigos o conhecem o suficiente para ajudar;
- Mande mensagens ou ligue perguntando sobre como foi o dia de seus amigos. Se interesse genuinamente pela resposta;
- Lembre-se de mandar felicitações nos aniversários;

- Crie uma rede de apoio e tenha com quem contar para dividir momentos bons e ruins.

Criar laços

Para alguns, criar laços pode ser um desafio, pois implica se abrir para o outro e ter confiança nele. Vença esse medo, conecte-se com as pessoas e você verá o quão bem isso lhe fará.

Criar laços significa solidificar os relacionamentos para que eles sejam saudáveis, transparentes e que tenham vínculos fortes e seguros. Para tanto:

- Seja autêntico nas suas relações e não finja ser alguém que não é;
- Tenha transparência e seja verdadeiro em suas falas e esteja aberto para trocas sinceras;
- Descubra pontos em comum e de afinidade e desenvolva este vínculo;
- Saiba que as pessoas têm diferenças entre si e que é isso que torna uma relação interessante;
- Priorize tempo de qualidade com as pessoas que você gosta.

Escute de maneira ativa

Aprender a ouvir verdadeiramente é fundamental para o desenvolvimento de qualquer relação. Para isso:

- Evite distrações durante a comunicação, seja com computador ou celular;
- Silencie notificações quando estiver com outras pessoas;
- Para estar com alguém, reserve um horário em sua agenda em que esteja verdadeiramente disponível;
- Faça perguntas sinceras e escute respostas com atenção;

PRÁTICA DA FELICIDADE

- Espere sua vez de falar;
- Esteja atento à comunicação não verbal e perceba sinais para além da comunicação falada, como posturas corporais;
- Não deixe suas perspectivas pessoais interferirem no que o outro diz de verdade;
- Deixe o outro à vontade;
- Exerça a empatia e se coloque no lugar do outro.

Empatia assertiva

A empatia assertiva é a capacidade de se importar com o outro e de dar a ele feedbacks dos seus resultados (críticas ou elogios) com gentileza e sem agressividade, visando o crescimento dessa pessoa. É saber orientar onde a pessoa pode melhorar para que ela cresça e se desenvolva.

Algumas atitudes que você pode adotar para isso são:

- Motivar e incentivar pessoas aos seu redor a terem ideias;
- Aprender com os próprios erros e compartilhar com os demais esse aprendizado;
- Estabelecer relações de confiança e convivência agradável em vez de promover a competição nociva;
- Aprender a criticar de maneira construtiva sem emitir opinião pessoal sobre alguém;
- Elogiar e valorizar as boas ações.

Na construção da felicidade além de bons relacionamentos, é importante identificar qual o sentido da sua vida, para isso, você deverá ter e seguir o seu propósito de vida É isto que vou lhe mostrar no próximo capítulo.

Capítulo 13

Escolher o seu propósito de vida

Já mostrei, no Capítulo 4, que propósito é algo maior do que você e, aqui, vou ajudar você a identificar o seu. Para tudo o que se faz deve existir um porque e um significado, inclusive, nas mínimas coisas e nas tarefas diárias. Você deve conhecer o seu objetivo – aonde quer chegar – para saber o caminho para chegar lá.

Quanto mais significado se encontra no que se faz, mais motivação, produtividade e senso de realização você terá. As pessoas que enxergam um sentido na própria vida são mais satisfeitas e experimentam uma redução nos sintomas de ansiedade e depressão.

Nunca é demais lembrar de Vicktor Frankl,[142] que descobriu o seu propósito de vida no momento mais dramático da sua vida dentro de campos de concentração.

Para identificar qual é o seu propósito, Tal Ben-Shahar,[143] autor do livro *Seja mais feliz*, sugere como método o **Processo SPQ**, que consiste em identificar as atividades que contêm Significado, Prazer e Qualidade. Para tanto, ele propõe que se respondam a estas perguntas:

- O que me traz significado? O que é que me proporciona uma sensação de propósito?
- O que me dá prazer? O que é que eu gosto de fazer?
- Quais são as minhas qualidades? No que é que eu sou competente?

A seguir, apresento algumas reflexões e atividades que lhe ajudarão a compreender qual é o seu propósito.

Emprego, carreira ou missão?

O modo como você enxerga o que você faz ou a sua ocupação profissional representará toda a diferença no que ela significa, o peso que ela tem e a contribuição dela para a sua vida e a de todos que estão perto de você.

Portanto, é necessário identificar se você considera a sua ocupação como um emprego (apenas uma fonte de remuneração), uma carreira (possibilidade de crescer profissionalmente) ou uma missão (um objetivo maior a cumprir). Para isso:

- Identifique quais são suas principais habilidades técnicas e comportamentais e, a partir delas, liste quais as possibilidades profissionais existentes;
- Defina em uma lista o que você quer e como quer;
- Estude e procure desenvolver novas habilidades que tenham a ver com a sua essência;
- Mantenha a mente aberta para novas possibilidades profissionais;
- Defina metas claras de onde pretende estar em alguns anos e quais passos precisam ser dados para chegar onde quer;
- Planeje-se e seja fiel às suas vontades.

É apenas olhando para o que faz hoje que você conseguirá ter a real dimensão do que quer para a sua vida. Depois, é necessário tomar consciência do quanto isto lhe dá prazer. Só assim você poderá tomar uma decisão do que fazer para seguir construindo sua felicidade com propósito.

Escolha fazer o que você acredita e que lhe dá prazer

Na construção do seu propósito é necessário que você seja fiel aos seus princípios e valores pessoais. Somente se respeitando você conseguirá encontrar o estado de espírito de bem-estar dentro de si.

Para descobrir em que você acredita e lhe dá prazer, você deve seguir alguns passos:

- Liste momentos em que se sentiu realizado profissionalmente;
- Identifique quais atividades profissionais lhe proporcionam a sensação de plenitude e prazer e como os seus valores estão alinhados com elas;
- Faça *networking* – procure se relacionar com pessoas que atuam na área em que você quer estar;
- Procure dentro da sua área outras possibilidades de execução, aprendizado e crescimento;
- Siga exemplos e escolha um mentor.

Se você já sabe qual a melhor escolha para você, agora passe a fase de direcionar o seu pensamento para criar a imagem do objeto desejado.

Visualize o seu desejo como um sonho já alcançado

Você já sabe que o seu cérebro vai enxergar o seu pensamento e disparar todas as reações fisiológicas necessárias para você se sentir motivado(a) e ter a força necessária para entrar em execução. Use a imaginação.

- Imaginando que você já está onde idealizou, faça uma lista de como é sua rotina;

PRÁTICA DA FELICIDADE

- Cite as atividades que mais fazem com que você se sinta realizado;
- Descreva como é a sua vida pessoal nessa nova atividade profissional
- Defina quanto tempo livre você já tem nessa nova fase;
- Imagine o quanto você ganha e como é sua vida nesta nova realidade;
- Visualize os prazeres e experiências positivas que você irá viver e saborear. Pense nesse prazer como se você já estivesse vivendo essa nova realidade;
- Se precisar, busque referências e exemplos de pessoas que já alcançaram essa vida que você deseja. Sinta o prazer de estar ao lado delas.

Sempre que você se sentir desanimado serão essas imagens que você deverá buscar como fonte de inspiração.

Agora que você já sabe a importância do seu propósito na sua vida e na vida de quem está perto de você, saiba que será necessário entrar em ação. Para isso precisará de muito **FEDDA**, para correr, buscar e realizar o seu sonho de ser mais feliz!

Mas, sozinho a sua felicidade não será completa, daí apresento a você o nosso último pilar: DAR FELICIDADE.

Capítulo 14

Dar felicidade

Por último e o mais importante: aprenda a compartilhar felicidade. A maior felicidade está em dar felicidade. Quem compartilha multiplica e contagia de felicidade aqueles que estão ao seu redor. E quanto mais você faz outras pessoas felizes, mais feliz você será.

Para Shinyashiki,[144] "fazer os outros felizes é um atalho para ser feliz. Segundo ele, "Pesquisas científicas mostram que ajudar os outros produz em nosso cérebro reações que nos fazem sentir bem".

E é assim mesmo, o ato de dar provoca reações fisiológicas no doador. quando você dá algo para outra pessoa, seu corpo libera grandes **DOSEs de Felicidade** a partir da ocitocina – aquele hormônio que a mãe libera quando amamenta o bebê, lembra-se? Essa ação irá lhe causar, de imediato, maravilhosas sensações de bem-estar e felicidade. Experimente!

Para medir o poder da realização de atos de gentileza no aumento da sensação da felicidade, pesquisadores de universidade do Japão e de Michigan, nos EUA, fizeram dois estudos.[145] No primeiro, realizado com 175 universitários japoneses, examinaram a relação entre a força de caráter da bondade e a felicidade subjetiva. No segundo, feito com 119 mulheres japonesas, estudaram os efeitos de uma intervenção de contagem de gentilezas na felicidade subjetiva.

Da pesquisa concluiu que as pessoas aumentaram sua percepção de felicidade simplesmente contando os próprios atos de bondade durante uma semana. Além disso, constatou-se que pessoas felizes se tornaram mais gentis e gratas por meio da intervenção de contagem de gentilezas.

Roberto Shinyashiki, expõe de maneira linda que:

Se você quer alguns minutos de felicidade, tome um sorvete.

Se você quer uma hora de felicidade, veja um filme alegre.

Se você quer uma semana de felicidade, faça um cruzeiro.

Se você quer um mês de felicidade, compre um carro novo.

Se você quer um ano de felicidade, compre uma casa nova.

Mas, se você quer uma vida de plenitude, ajude as pessoas a serem felizes.[146]

Realmente não é o dinheiro que fará você mais feliz, porém, se você usar uma pequena parte do que tem para dar algo, doar ou presentear alguém, com certeza, irá se sentir mais feliz. Seria essa uma forma de "comprar" felicidade?

O simples ato de dar é suficiente para você se sentir mais feliz, além de também fazer outra pessoa sentir o mesmo. Porém, este não deve ser o sentimento egoísta que deve mover você, pense apenas em dar felicidade, inclusive com outras atitudes pessoais.

A seguir, listei algumas atitudes que você pode praticar para dar felicidade:

- Doe sorrisos, palavras, elogios, abraços, massagens, cafuné;
- Pratique boas ações, seja solidário;
- Lembre-se de datas importantes para quem você gosta e lhe mande uma mensagem;
- Cozinhe para alguém;
- Invista em criar ambientes agradáveis, descontraídos e alegres;
- Dê atenção verdadeira aos seus amigos e familiares. Ligue para saber como estão;

- Motive pessoas a serem melhores – dê mentorias, faça lives, use os seus conhecimentos para ensinar a alguém;
- Tenha empatia;
- Proporcione experiências e vivências a quem está perto de você;
- Seja gentil com todas as pessoas que passam por você;
- Doe alimentos, roupas, cobertores, objetos;
- Dê presentes – pequenos objetos dizem muito sobre carinho;
- Dê carinho e amor – estimule o contato físico com quem você gosta.

Todos desejam ser felizes e viver junto de pessoas felizes, este é o nosso mundo ideal, contudo, sabemos que, na vida real de hoje, ele não existe.

Porém, se você quer um mundo melhor, ajude, então, a construí-lo. Comece fazendo alguém mais feliz e essa felicidade se ampliará em efeito exponencial perto de você e em todo o meio em que vive. Dê felicidade!

> "Todos os que são infelizes, são-no por terem procurado a sua própria felicidade.
> Todos os que são felizes, são-no por terem procurado a felicidade dos outros."
>
> **Shantideva,** mestre indiano do século VIII.[147]

NA CONSTRUÇÃO DO SEU PROPÓSITO É NECESSÁRIO QUE VOCÊ SEJA FIEL AOS SEUS PRINCÍPIOS E VALORES PESSOAIS.

Palavras finais da autora

Agora que você já sabe que pode mudar os seus pensamentos e o seu cérebro treinando a felicidade e, também, já viu que pode ter uma felicidade permanente e duradoura, a escolha para ser feliz e seguir o **Treinamento da Felicidade** é sua!

Eu fiz a minha parte mostrando a você novas possibilidades e diversas opções de atitudes positivas para começar uma mudança de vida, a você, cabe decidir e praticar.

Pense: que atividade você consegue começar hoje mesmo, agora, e repeti-la pelos próximos vinte e um dias de maneira prazerosa e leve?

Nada será igual para todos, claro. Não se trata da receita de um bolo ou uma fórmula mágica que pode ser apenas replicada por todos. Para que o treinamento funcione as ações a serem desenvolvidas terão de ser personalizadas de acordo sua essência e seus desejos. Você deve se identificar com as atividades escolhidas. Assim, será mais fácil praticar, repetir e obter resultados melhores e mais rápidos.

Esse treinamento é para ser gostoso e divertido. Inclusive, algumas atitudes podem ser compartilhadas com a família, amigos, no trabalho e se tornar uma diversão em que uns podem "policiar" os outros e rirem juntos quando alguém esquecer, escorregar e fizer uma atitude contrária à escolhida. Tudo com muita leveza e humor! Lembre-se que todas as atitudes listadas aqui liberam hormônios que são **DOSEs de Felicidade** e proporcionam alegria, prazer e despertam amor, então, a injeção deste combustível produzirá alterações físicas e isso já fará você se sentir melhor de imediato.

Com o tempo, FEDDA e a repetição você irá se habituar a ser feliz!

Comece com pequenos passos, escolha o que lhe atrair mais, adote primeiro atitudes mais simples e divertidas como ouvir músicas alegres e dançar, depois, você vai aumentando os passos como subindo uma escada até chegar em um porto seguro que será o pico da felicidade, que é o que eu desejo para você.

Não se esqueça de que a felicidade não deve ser buscada fora de você, pois a fonte da felicidade não está nos objetos ou nas pessoas, mas, sim, em um conjunto de atitudes só suas.

As transformações devem começar dentro de você, no seu interior, para que se reflitam no seu exterior e sua vida toda possa mudar para você ser mais feliz e conquistar tudo o que deseja.

Tudo que aqui foi apresentado, se executado, irá contribuir para que você construa a felicidade dentro de si.

LEMBRE-SE:

Não são as pessoas de sucesso que são mais felizes, são as pessoas felizes que têm mais sucesso, prosperidade e conquistam tudo o que desejam.

A fonte da sua felicidade é você!!

Você tem o leme do seu barco nas mãos! Você escolhe por qual mar navegar e como enfrentar as ondas que aparecerão em seu caminho!

Então, agora que já tem as coordenadas certas, navegue pelo mar da felicidade e faça o filme da sua vida feliz!

Um beijo carinhoso com desejos de uma vida de muitas felicidades para você.

Mary Elbe Queiroz,
Recife/São Paulo, dezembro de 2022.

ENTÃO, AGORA QUE JÁ TEM AS COORDENADAS CERTAS, NAVEGUE PELO MAR DA FELICIDADE E FAÇA O FILME DA SUA VIDA FELIZ!

Acompanhe as pesquisas sobre a Ciência da Felicidade no meu perfil do Instagram @mary_elbe

Notas

1 IPSOS. **World Mental Health Day 2021.** 8 out. 2021. Disponível em: https://www.ipsos.com/en/world-mental-health-day-2021. Acesso em: 29 jan. 2023.

2 A pesquisa "Felicidade dos Brasileiros", idealizada por Mary Elbe Queiroz e executada pelo Instituto Qualibest (São Paulo-SP), em abril de 2022, teve abrangência nacional. Foram entrevistadas 1.105 pessoas, homens e mulheres, com idade superior a 18 anos, das classes sociais ABC. A margem de erro é de 3%. A pesquisa está disponível em: https://www.maryelbe.com.br. Acesso em: 29 jan. 2023.

3 IPSOS. **Brasil fica em 1º lugar entre 28 países no ranking dos que mais sentem solidão.** 8 mar. 2021. Disponível em: https://www.ipsos.com/pt-br/brasil-fica-em-1o-lugar-entre-28-paises-em-ranking-dos-que-mais-sentem-solidao. Acesso em: 29 jan. 2023.

4 ONU. **World Happiness Report 2021.** Disponível em: https://worldhappiness.report/ed/2021/. Acesso em: 16 jan. 2023.

5 Leia mais sobre a pesquisa "Felicidade do Brasileiro" no site: https://www.maryelbe.com.br/pesquisa-felicidade/. Acesso em: 25 jan. 2023.

6 GAVRAS, D. 'Índice de infelicidade' dos brasileiros é o mais alto dos últimos cinco anos. **Folha de S.Paulo**, 21 jun. 2021. Disponível em: https://www1.folha.uol.com.br/mercado/2021/06/indice-de-infelicidade-dos-brasileiros-e-o-mais-alto-dos-ultimos-cinco-anos.shtml. Acesso em: 4 abr. 2022.

7 ONU. **World Happiness Report.** Disponível em: https://worldhappiness.report/. Acesso em: 4 abr. 2022.

8 CRUZ, D. Com 9 milhões de solitários, Reino Unido cria Ministério da Solidão. **R7 Notícias**, 28 set. 2018. Disponível em: https://noticias.r7.com/

com-9-milhoes-de-solitarios-reino-unido-cria-ministerio-da-solidao-28092
018. Acesso em: 4 abr. 2022.

9   BRASIL. **Constituição da República Federativa do Brasil de 1988.** Disponível em: https://www.planalto.gov.br/ccivil_03/constituicao/constituicao.htm. Acesso em: 16 jan. 2023.

10   Detalhes do estudo podem ser encontrados em: https://news.wisc.edu/newsphotos/davidson08.html. Acesso em: 16 jan 2023.

11   SHINYASHIKI, R. **O sucesso é ser feliz.** São Paulo: Gente, 2012.

12   LYUBOMIRSKY, S. **A ciência da felicidade:** Como atingir a felicidade real e duradoura. São Paulo: Elsevier, 2008.

13   MEDITT. Felicidade: uma competência que se desenvolve. Richard Davidson. YouTube, 6 fev. 2015. Disponível em: https://www.youtube.com/watch?v=KRrJC1osGWw. Acesso em: 16 jan. 2023.

14   LYUBOMIRSKY, S. **The How of Happiness:** A New Approach to Getting the Life You Want. Nova York: Penguin Books, 2008. pp. 26-7.

15   SHINYASHIKI, R. *op cit.*

16   ACCIPIO. **The Johari Window.** Disponível em: https://www.accipio.com/eleadership/mod/wiki/view.php?id=1832. Acesso em: 23 dez. 2022.

17   SAMBA da benção. Intérprete: Vinicius de Moraes. In: VINICIUS. Rio de Janeiro: Elenco, 1967. Faixa 5.

18   LYUBOMIRSKY, S. **The How of Happiness**: A New Approach to Getting the Life You Want. Nova York: Penguin Books, 2008. p. 27. Disponível também em: https://sonjalyubomirsky.com/files/2012/10/SHS.pdf. Acesso em: 29 jan. 2023.

19   HERIOT Watt University. **Quantum observers may be entitled to their own facts.** 23 set. 2019. Disponível em: https://www.hw.ac.uk/news/articles/2019/Quantum.htm. Acesso em: 22 dez. 2022.

20   FREDRICKSON, B. **Positivity:** Top-Notch Research Reveals the Upward Spiral That Will Change Your Life. Nova York: Harmony, 2009.

21   ACHOR, S. **O jeito Harvard de ser feliz.** São Paulo: Benvirá. 2012. pp. 14-20.

22   SELIGMAN, M. *op. cit.* 2019A. pp. 38, 49 e 60.

23   *Idem.*

24   LYUBOMIRSKY, S; SHELDON, K.; SCHDAKE, D. Pursuing Happiness: The Architecture of Sustainable Change. **Review of General Psychology.** v. 9, n. 2, 111-131. 2005. Disponível em: http://sonjalyubomirsky.com/wp-content/themes/sonjalyubomirsky/papers/LSS2005.pdf. Acesso em: 16 jan. 2023.

25   MINNESOTA Center for Twin and Family Research. Is Happinness Hiding in our Genes?. Disponível em: https://mctfr.psych.umn.edu/happiness. Acesso em: 29 jan. 2023.

26   ALMEIDA, A. **Sazonalidade das Perturbações do Humor.** Universidade de Coimbra, [*s.d.*]. Disponível em: https://estudogeral.uc.pt/bitstream/10316/33245/3/tese.pdf. Acesso em: 22 dez. 2022.

27   SELIGMAN, M. *op. cit.* 2019A.

28   BRICKMAN, P.; COATES, D. Lottery Winners and Accident Victims: Is Happiness Relative? **Journal of Personality and Social Psychology** a. 36 v. 8. p. 917-27. set. 1978. Disponível em: https://www.researchgate.net/publication/22451114_Lottery_Winners_and_Accident_Victims_Is_Happiness_Relative. Acesso em: 16 jan. 2023.

29   Ver JUNG, C. G. **Os arquétipos e o inconsciente coletivo,** v. 9/1. Petrópolis: Vozes, 2014.

30   SELIGMAN, M. **Aprenda a ser otimista:** como mudar sua mente e sua vida. Rio de Janeiro: Objetiva, 2019B. p. 29.

31   FRANKL, V. **Em busca de sentido.** 54ª ed. Petrópolis: Vozes, 2021.

32   "Todas as coisas são lícitas, mas nem todas as coisas convêm" (I Corintios 10:23); "Podes escolher segundo tua vontade, porque te é dado" (Moisés 3:17).

33   VOLTA por cima. Intérprete: Beth Carvalho. In: CANTA o samba de São Paulo. São Paulo: Velas, 1993. Faixa 20.

34   SARTRE, J. **O ser e o nada:** ensaio de ontologia fenomenológica. 13ª ed. Petrópolis: Vozes, 2005.

35   NIETZSCHE, F. **Crepúsculo dos Ídolos.** São Paulo: Companhia de Bolso, 2017.

36   SELIGMAN, M. **Florescer:** Uma nova compreensão da felicidade e do bem-estar. Rio de Janeiro: Objetiva, 2011. p. 26-8.

37   O modelo SPIRE foi criado por Tal Ben-Shahar e Megan McDonough, que fundaram o Wholebeing Institute. Para saber mais, acesse: https://wholebeinginstitute.com/. Acesso em: 16 jan. 2023.

38   TED. Robert Waldinger: What Makes a Good Life? Lessons from the Longest Study on Happiness. YouTube, 25 jan. 2016. Disponível em: https://www.youtube.com/watch?v=8KkKuTCFvzI. Acesso em: 16 jan. 2023.

39   AUBELE, T.; WENCK, S.; REYNOLDS, S.. **Treine seu cérebro para ser feliz.** São Paulo: Universo dos Livros, 2018. pp.13-5.

40 William James foi um dos fundadores da doutrina filosófica do "pragmatismo". Saiba mais em: WILLIAM, J. **Talks to Teachers on Psychology and to Students on Some of Life's Ideals.** Rockville: ARC Manor, 2008.

41 VERPLANKEN, B.; WOOD, W. Interventions to Break and Create Consumer Habits. **Journal of Public Policy & Marketing**, a. 25 v. 1, 2006. p. 90-103.

42 DUHIGG, C. **O poder do hábito:** Por que fazemos o que fazemos na vida e nos negócios. Rio de Janeiro: Objetiva, 2012.

43 GUPTA, S. **Mente afiada:** Desenvolva um cérebro ativo e saudável em qualquer idade. Rio de Janeiro: Sextante, 2022. p. 39-40.

44 AUBELE, T.; WENCK, S.; REYNOLDS, S. *op. cit.*

45 GUPTA, S. *op. cit.*

46 SHINYASHIKI, R. *op. cit.*

47 GUPTA, S. *op. cit.* p. 10.

48 CHEVAL, B.; BOISGONTIER, M.; SARRAZIN, P. We Are Programmed to Be Lazy. **The Conversation**. 18 dez. 2019. Disponível em: https://the conversation.com/we-are-programmed-to-be-lazy-128893. Acesso em: 16 jan. 2023;
ROLFSEN, E. Hardwired for Laziness? Tests Show the Human Brain Must Work Hard to Avoid Sloth. **UBC News**. 18 set. 2018. Disponível em: https://news.ubc.ca/2018/09/18/hardwired-for-laziness-tests-show-the-human-brain-must-work-hard-to-avoid-sloth/. Acesso em: 26 dez. 2022.

49 GLOBAL Council on Brain Health. **How to Sustain Brain Healthy Behaviors: Applying Lessons of Public Health and Science to Drive Change.** 2022. Disponível em: https://www.aarp.org/content/dam/aarp/health/brain_health/2022-03/gcbh-behavior-change-report-english.doi.10.26419-2Fpia.00106.001.pdf. Acesso em: 16 jan. 2023.

50 AMIDI, E. **O segredo por trás do segredo.** Publicação independente, 2010.

51 SERRANO, C. Existe a realidade? O experimento que indica que, no nível quântico, não há fatos objetivos. **BBC News Brasil**. 13 mar. 2019. Disponível em: https://www.bbc.com/portuguese/geral-47529442. Acesso em: 13 jan. 2023.

52 EUSEMFRONTEIRAS. **Como estamos todos interligados? Tudo é energia.** Trad. e adap. por Natália Iannonne. 2021. Disponível em: https://www.eusemfronteiras.com.br/como-estamos-todos-interligados-tudo-e-energia/. Acesso em: 29 jan. 2023.

53 A física quântica é uma ciência recente, muitas vezes associada ao charlatanismo, de modo leigo. Podemos dizer que se trata de analisar e descrever o comportamento dos sistemas físicos de dimensões reduzidas, próximos ao tamanho de moléculas, átomos e partículas subatômicas. As ideias surgiram com Max Planck e passaram a ser mais aceitas quando Albert Einstein fez uso das mesmas para explicar o efeito fotoelétrico. Aqui, preferimos não adentrar nesses conceitos, uma vez que exigiriam rigor científico e conhecimento nos campos matemático de física, álgebra, geometria, eletrodinâmica etc. que não tenho e não é o objetivo deste livro.

54 PATIL, Y. S.; CHAKRAM, S.; VENGALATTORE, M. Measurement-Induced Localization of an Ultracold Lattice Gas. **Phys. Rev. Lett.** a. 115, v. 140402. 2 out. 2015. Disponível em: https://journals.aps.org/prl/abstract/10.1103/PhysRevLett.115.140402. Acesso em: 23 jan. 2023.

55 INSTITUTO DE FÍSICA USP. Física quântica e neurociência: Física para todos. YouTube, 2021. Disponível em: https://www.youtube.com/watch?v=znQAe89kfNE. Aceso em: 16 jan. 2023.

56 GUPTA. S. *op. cit.*

57 SATO, W. *et. al.* The Structural Neural Substrate of subjective happiness. **Nature Scientific Report**, a. 5 v. 16891, 20 nov. 2015. Disponível em: https://www.nature.com/articles/srep16891.pdf. Acesso em: 23 jan. 2023.

58 AUBELE, T; WENCK, S; REYNOLDS, S. *op. cit.* p. 41.

59 DUHIGG, C. *op. cit.*

60 GORDON, J. **O poder da liderança positiva**. São Paulo: Alta Books, 2018.

61 DWECK, C. **Mindset:** A nova psicologia do sucesso. Rio de Janeiro: Objetiva, 2017.

62 Saiba mais em: SERVIÇO Brasileiro de Apoio às Micro e Pequenas Empresas. Disponível em: https://sebrae.com.br/sites/PortalSebrae. Acesso em: 16 jan. 2023.

63 SELIGMAN, M. *op. cit.* 2019A. p. 154-157.

64 CHARURI, C. **Como vai a sua mente?** São Paulo: Associação PRÓ-VIDA, 2008. p. 152.

65 BRANDEN, N. **Autoestima e os seus seis pilares.** 6ª ed. São Paulo: Saraiva, 2000. p. 22.

66 *Idem.*

67 MOTIVO. *In*: Houaiss UOL. São Paulo: UOL, 2023. Disponível em: https://houaiss.uol.com.br. Acesso em: 23 jan. 2023.

68 GAZIRI, L. **A Ciência da Felicidade.** Barueri: Faro Editorial, 2019.

69 MASLOW, A. **A Theory of Human Motivation.** [*S.l.*: *s.n.*], 1943.
70 FRANKL, V. Em busca de sentido. 54ª ed. Petrópolis: Vozes, 2021.
71 SELIGMAN, M. *op. cit.* 2019A.
72 GAZIRI, L. *op. cit.*
73 RIBEIRO, C. C.; Yassuda, M. S.; Neri, A. L. Propósito de vida em adultos e idosos: revisão integrativa. **Ciência & Saúde Coletiva**. a. 25 v. 6. p.:2127--2142. jun. 2020. Disponível em: https://www.researchgate.net/publication/341884733Proposito_de_vida_em_adultos_e_idosos_revisao_integrativa. Acesso em: nov. 2022.
74 FRANKL, V. *op. cit.*
75 DWECK, C. *op. cit.*
76 SHINYASHIKI, R. **Desistir? Nem pensar:** o que você precisa para atingir o seu próximo nível. São Paulo: Gente, 2021.
77 SACCO, G. Por que Pelé, em 1967, "jurou" que não jogaria a Copa do Mundo de 1970. **ESPN**, 30 dez. 2022. Disponível em: https://www.espn.com.br/futebol/copa-do-mundo/artigo/_/id/11417258/por-que-pele-1967-jurou-nao-jogaria-copa-do-mundo-de-1970. Acesso em: 28 jan. 2023.
78 ENTENDA a ciência por trás do Princípio de Pareto e saiba como aplicá--lo em diferentes áreas da empresa, 24 ago. 2018. **Rock Content**. Disponível em: https://rockcontent.com/br/blog/principio-de-pareto/. Acesso em: 28 jan. 2023.
79 ROBBINS, M. **O poder dos 5 segundos.** Bauru: Astral Cultura, 2019; HOW to Stop Screwing Yourself Over | Mel Robbins Z TEDxSF. 2011. Vídeo (21min39s). Publicado pelo canal TEDx Talks. Disponível em: https://www.youtube.com/watch?v=Lp7E973zozc. Acesso em: nov. 2022.
80 BREUNING, L. G. **Habits of a Happy Brain:** Retrain Your Brain to Boost Your Serotonin, Dopamine, Oxytocin, and Endorphin Levels. Leominster: Adams Media, 2015.
81 *Idem.*
82 PERT, C. **Molecules of Emotion:** the science behind mind-body medicine. Nova York: Scribner, 1997.
83 O SISTEMA mente-corpo e as moléculas de emoção. **Mestre Sistêmico**, 19 jan. 2016. Disponível em: https://www.sistemico.com.br/2016/01/19/o-sistema-mente-corpo-e-as-moleculas-de-emocao/. Acesso em: 16 jan. 2023.
84 BREUNING, L. G. *op. cit.*
85 AUBELE, T.; WENCK, S.; REYNOLDS, S. *op. cit.*

86 SUA estupidez. Intérprete: Roberto Carlos. *In*: Roberto Carlos. Rio de Janeiro: CBS, 1969. Faixa 9.

87 "A PONTE do amor": por que nosso cérebro confunde medo, atração e paixão?. **BBC News Brasil**, 7 jul. 2019. Disponível em: https://www.bbc.com/portuguese/internacional-48900336. Acesso em: nov. 2022.

88 LANGAR, E. Candace B. Pert, Neuroscientist Who Discovered Opiate Receptor, Dies at 67. **The Washington Post**, 18 set. 2013. Disponível em: https://www.washingtonpost.com/national/health-science/candace-b-pert-neuroscientist-who-discovered-opiate-receptor-dies-at-67/2013/09/18/c84ef128-1eda-11e3-8459-657e0c72fec8_story.html. Acesso em: nov. 2022.

89 PERT, C. *op. cit.*

90 BREUNING, L. G. *op. cit.*

91 OMS estima que estresse atinge cerca de 90% da população mundial; saiba como combatê-lo. **IMIP**, 23 set. 2020. Disponível em: http://www1.imip.org.br/imip/noticias/oms-estima-que-estresse-atinge-cerca-de-90-da-populacao-mundial-saiba-como-combatelo.html. Acesso em: nov. 2022.

92 BRASIL é o segundo país com maior índice de estresse relacionado ao trabalho no mundo, diz pesquisa. **EBC**, 4 jun. 2021. Disponível em: https://radios.ebc.com.br/tarde-nacional-amazonia/2019/06/brasil-e-o-segundo-pais-com-maior-indice-de-estresse-relacionado-ao. Acesso em: 16 jan. 2023.

93 BREUNING, L. G. *op. cit.*

94 BREUNING, L. G. *op. cit.*

95 MOSLEY, M. O tempo de exposição ao sol que pode ajudar o coração, o humor e o sistema imunológico. **BBC News Brasil**, 8 jan. 2022. Disponível em: https://www.bbc.com/portuguese/geral-59596649. Acesso em: 16 jan. 2023.

96 MORAES, M. 11 alimentos que estimulam a produção de dopamina. **Qpod**, 10 abr. 2017. Disponível em: http://qpod.com.br/blog/dieta/11-alimentos-ricos-em-dopamina/. Acesso em: 16 jan. 2023.

97 BREUNING, L. G. *op. cit.*

98 PERT, C. *op. cit.*

99 BREUNING, L. G. *op. cit.*

100 DUBAR, R. I. I. *et. al.* Emotional Arousal when Watching Drama Increases Pain Threshold and Social Bonding. **The Royal Society Publishing**, 1 set. 2016. Disponível em: https://royalsocietypublishing.org/doi/10.1098/rsos.160288#sec-4. Acesso em: 16 jan. 2023.

101   8 BENEFÍCIOS da acupuntura para a saúde. **Med Prev**, 24 fev. 2022. Disponível em: https://medprev.online/blog/bem-estar/beneficios-da-acupun tura/. Acesso em: 13 jan. 2023.

102   AUBELE, T.; WENCK, S.; REYNOLDS, S. *op. cit.*;
WATSON, S. **Feel-Good Hormones**: How They Affect Your Mind, Mood and Body. Cambridge: Harvard Health Publishing, 20 jul. 2021. Disponível em: https://www.health.harvard.edu/mind-and-mood/feel-good-hormones-how-they-affect-your-mind-mood-and-body. Acesso em: 16 jan. 2023;
TRAKULKONGSMUT, P. 8 Key Factors Behind the Production of Happiness Hormones. **Samitivej**, 11 jun. 2020. Disponível em: https://www.samitivejhospitals.com/article/detail/happiness-hormones. Acesso em: 16 jan. 2023.

103   Teste disponível no site: https://www.viacharacter.org/character-strengths-via. Acesso em: 29 jan. 2023.

104   GOLEMAN, D. **Inteligência emocional**: a teoria revolucionária que define o que é ser inteligente. Rio de Janeiro: Objetiva, 2012.

105   A personagem principal do livro que leva seu nome – *Pollyana*, de Eleanor H. Porter, publicado em 1913 – ensinava às pessoas o "jogo do contente", que havia aprendido com o pai, que consistia em sempre enxergar os acontecimentos pelo lado positivo, mesmo os mais desagradáveis.

106   MEIRELES, C. Desenho. *In*: MEIRELES, C. **Antologia Poética**. Rio de Janeiro: Editora Nova Fronteira, 2001.

107   BEIKIE, A. K.; WILHELM, K. Emotional and Physical Health Benefits of Expressive Writing. **Cambridge University Press**, 2 jan. 2018. Disponível em: https://www.cambridge.org/core/journals/advances-in-psychiatric-treat ment/article/emotional-and-physical-health-benefits-of-expressive-writing/ ED2976A61F5DE56B46F07A1CE9EA9F9F. Acesso em: 16 jan. 2023.

108   HAERTL, K. L.; ERO-PHILLIPS, A. M. The Healing Properties of Writing for Persons with Mental Health Conditions. **Taylor & Francis Online**, 20 dez. 2017. Disponível em: https://www.tandfonline.com/doi/full/10.1080/ 17533015.2017.1413400. Acesso em: 16 jan. 2023.

109   ROHN, J. How to Use a Journal. **Success**, [*s.d.*]. Disponível em: https:// img1.wsimg.com/blobby/go/8a6bd85a-c66c-49bc-a908-a56fde24e183/ downloads/How-to-Use-a-Journal-by-Jim-Rohn%5B42237%5D.pdf?ver= 1606880438165. Acesso em: 16 jan. 2023.

110   MARTINEZ, C. T.; MCGATH, N. N.; WILLIAMS, K. C. Pursuit of Goals in the Search for Happiness: A Mixed-Method Multidimensional Study of

Well-Being. **Psi Chi Journal of Psychological Research**, v. 25, n. 3, 2020. Disponível em: https://cdn.ymaws.com/www.psichi.org/resource/resmgr/journal_2020/25_3_martinez.pdf. Acesso em: 16 jan. 2023.

111 RAJ, P.; ELIZABETH, C.S.; PADMAKUMARI, P. Mental Health through Forgiveness: Exploring the Roots and Benefits. **Cogent Psychology** (2016), 3:1153817, 18 fev. 2016. Disponível em: https://www.tandfonline.com/doi/pdf/10.1080/23311908.2016.1153817. Acesso em: 16 jan. 2023.

112 EMMONS,R. A. **Agradeça e seja feliz.** Rio de Janeiro: Best Seller, 2009.

113 KINI, P. *et. al*. The effects of gratitude expression on neural activity. **NeuroImage**, v. 128, mar. 2016. Disponível em: https://www.sciencedirect.com/science/article/abs/pii/S1053811915011532#!. Acesso em: 9 nov. 2022.

114 MINOZZO, V. Diário da gratidão: cultivando a felicidade integral. **Happy Academy**, [*s.d.*]. Disponível em: https://happyacademy.com.br/diario-da-gratidao/. Acesso em: 9 nov. 2022.

115 SELIGMAN, M. *op. cit.*, 2019A.

116 MURATA, A. *et. al*. Your Face and Moves Seem Happier When I Smile. **Experimental Psychology**, v. 67, n. 1, jan. 2020. Disponível em: https://econtent.hogrefe.com/doi/10.1027/1618-3169/a000470. Acesso em: 22 dez. 2022;

PANGAMBAM, S. Ron Gutman: The Hidden Power of the Smile. **The Singju Post**, 28 jan. 2017. Disponível em: https://singjupost.com/ron-gutman-the-hidden-power-of-the-smile-full-transcript/?singlepage=1. Acesso em: 16 jan. 2023.

117 TED. Ron Gutman: O poder oculto do sorriso | Ron Gutman. 2011. Vídeo (7min26s). Publicado pelo canal TED. Disponível em: https://www.youtube.com/watch?v=U9cGdRNMdQQ. Acesso em: 16 jan. 2023.

118 *Idem*.

119 REA, S. Hugs Help Protect Against Stress and Infection, Say Carnegie Mellon Researchers. **Carnegie Mellon University**, 17 dez. 2014. Disponível em: https://www.cmu.edu/news/stories/archives/2014/december/december17_hugsprotect.html. Acesso em: 22 dez. 2022.

120 PERT, C. *op. cit.*

121 KONRATH, S. *et. al*. Motives for Volunteering Are Associated With Mortality Risk in Older Adults. **Health Psychology**, v. 31, n. 1, p. 87-96, 2012. Disponível em: https://www.apa.org/pubs/journals/releases/hea-31-1-87.pdf. Acesso em: 22 dez. 2022.

122 ANDERSON, N. D. *et. al*. The Benefits Associated with Volunteering among Seniors: a Critical Review and Recommendations for Future Research. **Psychol Bull**. v. 140, n. 6, p. 1505-1533, nov. 2014. Disponível em: https://pubmed.ncbi.nlm.nih.gov/25150681/. Acesso em: 22 dez. 2022.

123 SALAMONE, J. D.; CORREA, M. The Mysterious Motivational Functions of Mesolimbic Dopamine. **Neuron**, v. 76, n. 3, p. 470-485, 8 nov. 2012. Disponível em: https://pubmed.ncbi.nlm.nih.gov/23141060/. Acesso em: 7 jan. 2023.

124 LAMEIRA, A. P.; GAWRYSZEWSKI, L. G.; PEREIRA JR., A. Mirror neurons. **Psicol. USP**, v. 17, n. 4, 2006. Disponível em: https://www.scielo.br/j/pusp/a/LDNz5B6sgj84PT5PfhJJtmx/?lang=pt. Acesso em: 7 jan. 2023.

125 GENES e redes sociais: nova pesquisa liga genes às redes de amizade. **Mundo da Psicologia**. Disponível em: https://pt.vazin.com/genes-e-redes-sociais-nova-pesquisa-liga-genes-s-redes-de-amizade.html. Acesso em: 7 jan. 2023;

CHRISTAKIS, N.; FOWLER, J. **O poder das conexões**. Rio de Janeiro: Elsevier, 2009.

126 ROHN, J. *In*: PENSADOR. Disponível em: https://www.pensador.com/frase/MjEwMjc1Ng/. Acesso em: 29 jan. 2023.

127 SANTUCCI, F. Faz mal guardar lembranças de ex ou pessoas que já não são tão próximas? **UOL**, 1 set. 2021. Disponível em: https://www.uol.com.br/vivabem/noticias/redacao/2021/09/01/faz-mal-guardar-presentes-de-ex-ou-pessoas-que-ja-nao-sao-tao-proximas.htm. Acesso em: 22 dez. 2022.

128 KIM, E. S. *et al*. Optimism and Cause-Specific Mortality: A Prospective Cohort Study. **American Journal of Epidemiology**, v. 185, n. 1, p. 21-29, jan. 2017. Disponível em: https://www.ncbi.nlm.nih.gov/pmc/articles/PMC5209589/. Acesso em: 22 dez. 2022.

129 SELIGMAN, M. *op. cit*. 2019B.

130 ZOHAR, D.; MARSHALL, I. **QS**: Inteligência espiritual. Rio de Janeiro: Viva Livros, 2017.

131 KALIMAN, P. *et al*. Rapid Changes in Histone Deacetylases and Inflammatory Gene Expression in Expert Meditators. **Psychoneuroendocrinology**, v. 40, p. 96-107, fev. 2014. Disponível em: https://pubmed.ncbi.nlm.nih.gov/24485481/. Acesso em: 20 dez. 2022.

132 ANDREWS, S. **Meditação**: o que dizem os cientistas e sábios. Porungaba: Visão Futuro, 2018.

133 TAN, C. **Busque dentro de você**. Ribeirão Preto: Novo Conceito, 2014.

NOTAS

134 BANDLER, R. **A introdução definitiva à PNL**: como construir uma vida de sucesso. Rio de Janeiro: Alta Life, 2019.

135 CSIKSZENTMIHALYI, M. **Flow**: a psicologia do alto desempenho e da felicidade. Rio de Janeiro: Objetiva, 2020.

136 SOUL. Direção: Pete Docter. EUA: Walt Disney Pictures e Pixar Animation Studios, 2020. Vídeo (101 min). Disponível em: www.disneyplus.com.br. Acesso em: 30 jan. 2023.

137 PERT, C. *op. cit.*

138 SELIGMAN, M. *op. cit.*, 2011.

139 BUETTNER, D. **Zonas azuis**: a solução para comer e viver como os povos mais saudáveis do planeta. São Paulo: nVersos, 2018.

140 FREDRICKSON, B. **Positivity**: Groundbreaking Research to Release Your Inner Optimist and Thrive. Londres: Oneworld, 2011.

141 ACHOR, S. *op. cit.*

142 FRANKL, V. **Em busca de sentido**. São Paulo: Vozes, 1991.

143 BEN-SHAHAR, T. **Seja mais feliz, aconteça o que acontecer**. Rio de Janeiro: Principium, 2022.

144 SHINYASHIKI, R. *op. cit.*, 2012.

145 OTAKE, K. *et al.* HAPPY People Become Happier through Kindness: A Counting Kindnesses Intervention. **Journal of Happiness Studies**, v. 7, p. 361-365. Disponível em: https://link.springer.com/article/10.1007/s10902-005-3650-z. Acesso em: 30 jan. 2023.

146 SHINYASHIKI, R. *op. cit.*, 2012.

147 Sob a Autoridade Espiritual de S.E. Kalu Rinpoche. Bodhisatvacharyavatara. Guia da Conduta do Bodhisatva. Centro Budista Tibetano **Kagyü Pende Gyamtso**.

Resultado dos testes

TESTE: ESCALA DA FELICIDADE SUBJETIVA (P. 41)

COMO CALCULAR SUA PONTUAÇÃO

Passo 1

Total = Item 1: _____ + Item 2: _____ + Item 3: _____ + Item 4: = _____

Passo 2

Pontuação de felicidade = Total _____ dividido por 4 = _____

Data: _____

Refaça o teste depois de algum tempo e compare com seus resultados iniciais.

Pontuação de felicidade (2ª vez): _____
Data: _____

Pontuação de felicidade (3ª vez) – administração: _____
Data: _____

Como você deve ter percebido, a pontuação de felicidade mais alta que você pode obter é 7 (se der a si mesmo um 7 em todos os quatro itens) e o menor é 1 (se você se classificar com 1 em todos os quatro itens).

Se sua pontuação for maior que 6, você é mais feliz que a média das pessoas.

TESTE DO CEREBRO FELIZ (P. 68)

Se marcou mais A: você é relativamente feliz, mas, ao entender melhor seu cérebro, pode aumentar substancialmente seu quociente de felicidade.

Se marcou mais B: você vive a felicidade, mas não com frequência ou na intensidade que experimentará se treinar o cérebro para maximizar todas as oportunidades de prazer.

Se marcou mais C: você vive carente de felicidade. Precisa alimentar o cérebro, que, por sua vez, vai alimentar seu bem-estar físico e emocional.

Se marcou mais D: você não está vivendo a felicidade, um direito de todas as pessoas. Mas, ao treinar o cérebro, será capaz de transformar sua vida... e ser mais feliz.

PENSE:
QUE ATIVIDADE
VOCÊ CONSEGUE
COMEÇAR HOJE
MESMO, AGORA,
E REPETI-LA
PELOS PRÓXIMOS
VINTE E UM DIAS
DE MANEIRA
PRAZEROSA
E LEVE?

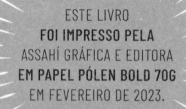

ESTE LIVRO
FOI IMPRESSO PELA
ASSAHÍ GRÁFICA E EDITORA
EM PAPEL PÓLEN BOLD 70G
EM FEVEREIRO DE 2023.